Gymnastik im Herz- und Alterssport

Im Folgenden wird der Einfachheit halber einheitlich die männliche Anrede gewählt. Natürlich werden beide Geschlechter damit angesprochen.

Ein Leben lang

Ursula Wollring

Gymnastik im Herz- und Alterssport

Motivation durch Variation

Meyer & Meyer Verlag

Gymnastik im Herz und Alterssport : Motivation durch Variation

Bibliografische Information Der Deutschen Bibliothek
Die Deutsche Bibliothek verzeichnet diese Publikation in der Deutschen
Nationalbibliografie; detaillierte bibliografische Daten sind im Internet über
http://dnb.ddb.de abrufbar.

Alle Rechte, insbesondere das Recht der Vervielfältigung und Verbreitung sowie das
Recht der Übersetzungen, vorbehalten. Kein Teil des Werkes darf in irgendeiner Form –
durch Fotokopie, Mikrofilm oder ein anderes Verfahren – ohne schriftliche Genemigung
des Verlages reproduziert oder unter Verwendung elektronischer Systeme verarbeitet,
gespeichert, vervielfältigt oder verbreitet werden.

© 1997 by Meyer & Meyer Verlag, Aachen
2., überarbeitete Auflage 2001
3. Auflage 2005
Adelaide, Auckland, Budapest, Graz, Johannesburg, New York,
Olten (CH), Oxford, Singapore, Toronto
Member of the World
Sportpublishers' Association (WSPA)
Druck und Bindung: Finidr s. r. o., Český Těšín
ISBN 3-89899-117-2
E-Mail: verlag@m-m-sports.com

Inhalt

I	**Vorwort**	7
II	**Allgemeine didaktische Überlegungen zur Durchführung von Herz- und Alterssport**	9
	Gestaltung von Sportstunden über längere Zeit	9
	Umgang mit den Teilnehmenden	10
	Integration von neuen Teilnehmenden	11
	Berücksichtigung von Begleiterkrankungen	12
	Überlegungen zur Belastungsdosierung	12
	Überlastungskriterien	14
	Gefahren und Komplikationen in der Bewegungstherapie	16
	Wassergymnastik – Voraussetzung und Vorteile	17
III	**Bedeutung verschiedener Schwerpunkte in einer Bewegungseinheit im Herz- und Alterssport**	20
	Begrüßung der Teilnehmenden	20
	Aufwärmen – wozu und wie lange?	20
	Allgemeine Körperschulung – Möglichkeiten und Ziele der Funktionsgymnastik	23
	Ziele des Ausdauertrainings	28
	Bedeutung des Spiels	29
	Entspannung – Voraussetzung und Möglichkeiten	30
	Stundenausklang	30
	Anordnung der Schwerpunkte innerhalb einer Bewegungseinheit	31
	Bewegungseinheiten im Wasser	32
IV	**Übungen für die Funktionsgymnastik**	33
	Bemerkungen zur Entstehung des Übungskatalogs	33
	Hinweise zur Praxis der Übungen	34
IV.1	**Variationsmöglichkeiten in der Funktionsgymnastik ohne Geräte**	37
	Gymnastik im Stehen	37
	Stretching im Herz- und Alterssport	50
	Gymnastik im Kniestand und im Fersensitz	61
	Gymnastik in der Kniebank	63
	Gymnastik im Sitzen	67
	Gymnastik im Liegen	69

   Gymnastik im Gehen 79
   Übungen mit dem Partner 81

IV.2 Variationsmöglichkeiten in der Funktionsgymnastik mit Geräten . .88
   Übungen mit dem Ball 88
   Übungen mit dem Ball und einem Partner 101
   Übungen mit dem Reifen 109
   Übungen mit Ball und Reifen 120
   Übungen mit dem Stab 125
   Übungen mit dem Seil 139
   Übungen mit dem Handtuch 151
   Übungen mit Handtuch und Ball 159
   Übungen mit dem Fallschirm oder Schwungtuch 163
   Übungen an und auf der Langbank 170
   Übungen auf der Langbank mit Handgeräten 181
   Übungen auf dem kleinen Kasten 185
   Übungen mit dem Gymnastikband 188
   Übungen mit der Keule 190
   Übungen mit dem Luftballon 194
   Übungen mit dem Tennisring 196
   Übungen mit dem Sandsäckchen 201
   Übungen mit der Zeitung 204
   Übungen mit weiteren Kleingeräten – Anregungen für weitere
   Gestaltungsmöglichkeiten 208

IV.3 Wassergymnastik 213
   Gymnastik im Wasser ohne Hilfsmittel 213
   Übungen im Wasser mit dem Schwimmbrett oder Pull-Buoys . . .222
   Übungen im Wasser mit dem Luftballon oder Ball 229
   Übungen im Wasser mit weiteren Geräten 235
   Spiele im Wasser 239

V Exemplarische Stundenbilder 242
   Übungsstunde (1), 50-75 Watt, wenig Bewegungserfahrung . . .242
   Übungsstunde (2), 50-75 Watt, längere Bewegungserfahrung . .245
   Trainingsstunde (1), 75-100 Watt, längere Bewegungserfahrung 247
   Trainingsstunde (2), 100 Watt und mehr, gute Bewegungserfahrung .249

VI Literaturverzeichnis 252
   Bldnachweis 253

I Vorwort

Das vorliegende Buch entstand aufgrund der Tatsache, dass die Autorin schon seit über 15 Jahren kontinuierlich im ambulanten Herzsport erfolgreich tätig ist. Da es etliche Teilnehmende gibt, die ebenso lange in den betreffenden Gruppen aktiv sind, wurde hinterfragt, welche Beweggründe für die regelmäßige Teilnahme ausschlaggebend sind. Dabei fällt auf, dass es nur sehr wenige Teilnehmende gibt, die zu einer wohnortnäheren Gruppe gewechselt haben. Andere kommen seit Jahren aus einem großen Einzugsbereich, obwohl wohnortnähere Gruppen zwischenzeitlich gegründet wurden.

Zum einen sind es soziale Faktoren, die eine regelmäßige Teilnahme begründen: Kontakt und Freundschaft zu anderen Teilnehmenden mit ähnlich gelagerten Problemen oder das teilweise sehr schnell aufgebaute Vertrauensverhältnis zur Übungsleiterin. Zum anderen ist es das Pflichtgefühl der Teilnehmenden, regelmäßig kommen zu müssen, oft gepaart mit der Erkenntnis, dass Sport ja gut tut, und es körperlich zu spüren ist, wenn der Sport ausgefallen ist. Und vielen macht der Sport Freude und ist durch sich selbst motivierend. Dieses kann speziell durch das Spielen erfolgen, aber auch durch die Gymnastik, wie die Erfahrung zeigt. Es ist eine schöne Bestätigung, wenn Teilnehmende nach dem Sport die Halle verlassen und feststellen: Das hat wieder Spaß gemacht.

Das Anliegen dieses Buches ist aufzuzeigen, worauf ich den Erfolg meiner Arbeit zurückführe und wie ich meine Gruppen leite. So werden in einem ersten theoretischen Teil Überlegungen geäußert, wie man Sport über längere Zeit motivierend gestalten kann und welcher Umgang mit den Teilnehmenden angebracht erscheint. Fragen der Belastungsdosierung werden angesprochen und Hinweise zu Bewegungseinheiten im Wasser als eine Möglichkeit zur Abwechslung in der Stundengestaltung gegeben. Eine detaillierte Beschreibung der Sportstunde im Herz- und Alterssport schließt sich an. Ziele und Inhalte der einzelnen Stundenelemente sowie eine sinnvolle Anordnung werden aufgeführt. Exemplarisch werden im letzten Kapitel einige Sportstunden dargestellt. Vor allem aber soll dieses Buch aufzeigen, dass auch Gymnastik Spaß machen kann, indem nicht nur einige wenige, sich stets wiederholende Kräftigungs- und Dehnungsübungen angeboten, sondern immer wieder neue Bewegungsaufgaben gestellt werden. Daher wird eine Vielzahl gymnastischer Übungen ohne und mit Gerät, teilweise in Spielform – auch für Bewegungseinheiten im Wasser – vorgestellt. Es wird zum Ausprobieren abwechslungsreicher Bewegungsformen und komplizierter Koordinationsaufgaben aufgefordert.

Mein Dank gilt allen, die in irgendeiner Weise an der Erstellung dieses Buches beteiligt waren, hier in erster Linie den Teilnehmenden meiner Übungs- und Trainingsgruppen, die mir im Laufe der Zeit so vielfältig gezeigt haben, dass sie Spaß an den gymnastischen Übungen haben. Sie stellten sich auch für die fotografischen Aufnahmen zur Verfügung. Mein Dank gilt den meine Gruppen betreuenden Ärzten, die in vielen Stunden bemüht waren, ansprechende Fotos zu erstellen, und Ingrid Bähr, die in unkomplizierter und souveräner Weise die Grafiken erstellt hat.

Dem Meyer & Meyer Verlag sei gedankt für die Anregungen zu diesem Buch. Nicht zuletzt gilt mein Dank meiner Familie, die Abend für Abend auf mich verzichtete, sodass dieses Buch überhaupt zustande kommen konnte.

Dr. Ursula Wollring
Münster

Die weitere Auflage ermöglichte eine Überarbeitung dieses Buches. Die Konzeption wurde beibehalten: eine umfangreiche Übungssammlung nach dem Motto („Motivation durch Variation". Einige Übungen sind hinzugekommen, andere durch Bilder verdeutlicht. Im Text wird stets von der Übungsleiterin gesprochen, nicht weil es etwa keine Männer in diesem Betätigungsfeld gäbe, – diese leisten mindestens genauso gute Arbeit – sondern weil wirklich die Mehrzahl der Gruppenleitungen in diesem Bereich weiblich sind und durch eine entsprechende Ansprache gewürdigt werden sollen. Dennoch mögen sich grundsätzlich beide, Übungsleiter wie Übungsleiterinnen, angesprochen fühlen.

Dr. Ursula Wollring
Kassel

II Allgemeine didaktische Überlegungen zur Durchführung von Herz- und Alterssport

Gestaltung von Sportstunden über längere Zeit

Es besteht die Gefahr, dass Sportstunden, gleichgültig in welchem Bereich, mit der Zeit langweilig werden, weil immer dieselben Übungen vorkommen, immer derselbe Stundenablauf abgespult wird. Aus Gründen der Effektivität hat die stete Wiederholung ihre Berechtigung. Bis eine richtige Bewegungsvorstellung und ein koordinierter, ökonomischer Bewegungsablauf entwickelt sind, muss eine Übung oft wiederholt und geübt werden.

Doch sollten die Teilnehmenden auch motiviert werden, über längere Zeit weiterzumachen, möglichst über viele Jahre, damit eine Primär-, Sekundär- oder Tertiärprophylaxe aufrechterhalten werden kann. Allzu schnell verfallen sonst gerade Herzpatienten in ihren gewohnten Alltagstrott – ohne Sport, mit Stress und mit falscher Ernährung.

Zu Hause ist es gut, ein festes Übungsrepertoire zu haben. Um sich zum Sport in einer Gruppe aufzuraffen, müssen stärkere Anreize gegeben sein, etwa der soziale Kontakt zur Gruppe oder eine abwechslungsreiche, interessante Gestaltung der Übungseinheiten. Die Neugier auf das „Was wird heute gemacht?" muss die Teilnehmenden aus ihrer Bequemlichkeit reißen. Es ist wichtig, möglichst viel Abwechslung zu bieten und möglichst unterschiedliche Bewegungsangebote zu machen. Umso interessanter wird es für die Teilnehmenden und natürlich auch für die Übungsleiterin selbst.

Möglichkeiten zur Abwechslung gibt es zum einen in der Gestaltung der Sportstunden. So können die verschiedenen Stundenschwerpunkte innerhalb einer Bewegungseinheit unterschiedlich gewichtet werden. Das eine Mal steht Gymnastik im Vordergrund, ein anderes Mal Ausdauertraining oder Entspannungstraining und wieder ein anderes Mal das Spiel. Sport im Freien sowie Bewegung im Wasser gelten ebenso als willkommene Alternativen.

Zum anderen bieten sich Abwechslungsmöglichkeiten in der Gestaltung der Stundenschwerpunkte. Es gibt eine Vielzahl geeigneter Spiele für die Spielphase. Gymnastik kann unter Beachten therapeutischer, gruppendynamischer, psychomotorischer oder rein motorischer Aspekte durchgeführt werden. Das Ausdauertraining kann in wechselnder Art erfolgen, ebenso kann auf unterschiedliche Entspannungstechniken zurückgegriffen werden. Weiterhin kann vielfältig variiert werden durch Wählen unterschiedlicher Geräte, durch Verändern der Organisationsformen, aber auch durch einen Wechsel des methodischen Ansatzes.

Bei allen Themen sollte Spaß am Üben im Vordergrund stehen. Allerdings ist es nicht gleichgültig, wie die Übungen ausgeführt werden. Immer sollte eine optimale Bewegungsausführung angestrebt werden, um ökonomisch arbeiten zu können und um Verletzungs- und Überlastungsgefahr zu vermeiden. Daher muss die Übungsleiterin Hinweise zur Übungsausführung und Bewegungskorrekturen geben.

Umgang mit den Teilnehmenden

Anders als in *gesunden* Sportgruppen kommen die Herzkranken nicht unbedingt zusammen als Kumpel. Sie wollen zwar auch alle miteinander Sport treiben, manch einer allerdings wäre niemals aus eigener Kraft auf die Idee gekommen, in eine Sportgruppe zu gehen. Erst die Herzkrankheit veranlasst sie dazu. Jeder Herzsportler hat seine ganz persönliche, tief greifend bedeutsame Lebensgeschichte, die auch für die Gruppe von Bedeutung ist. Auf diese Besonderheit sollte die Übungsleiterin in ausgesuchter Weise eingehen.

So hat es sich als sinnvoll erwiesen, gleich zu Beginn jeder Sportstunde jeden Einzelnen nach seinem Befinden zu befragen. Dies erfolgt im Beisein der ganzen Gruppe, sodass jeder Anteil nehmen kann. Eine sensible Übungsleiterin wird bald einzuschätzen wissen, welcher Teilnehmende ehrlich ist, wo man nachhaken darf oder muss und wen man lieber noch in Ruhe lässt, um ihn später persönlich anzusprechen. Ganz wesentlich allerdings ist ein behutsamer Umgang mit den aufgeworfenen Problemen, Fragen und Äußerungen. Oft bietet diese Anfangs- und Begrüßungsrunde die Möglichkeit zu Informationen über medizinische Fragen, zu Gesprächen über verschiedene Themen und zur Anregung weiterer Aktivitäten der Gruppe.

Auch im weiteren Verlauf der Sportstunde erfordern die Teilnehmenden besondere Aufmerksamkeit, nicht offensiv, sondern eher zurückhaltend, beobachtend und doch zuweilen eingreifend. Durch Beobachten der Teilnehmenden kann eine aufmerksame Übungsleiterin Wünsche oder Bedürfnisse erkennen, etwa etwas mitzuteilen, ein Problem zu erörtern, zu fragen oder auch nur angesprochen zu werden. Hierzu gehört auch die Bewegungskorrektur oder Hilfestellung. Eine derartig individuelle Betreuung wird von selbstständigeren und bewegungserfahreneren Patienten zwar oft zunächst als unangenehm empfunden – sie werden daher umso sorgfältiger beobachtet, um Gefahrenmomente auszuschließen – doch letztlich sind sie ebenso wie die ängstlichen und unsicheren Teilnehmenden für Hilfen dankbar.

Integration von neuen Teilnehmenden

Ein spezifisches Problem in Herzsportgruppen ist die Integration neuer Teilnehmender, denn die Belastbarkeit und das sportmotorische Können dieser Hinzukommenden können sehr verschieden zu denen der bestehenden Gruppe sein. Neue Teilnehmende müssen eingewöhnt und aufgebaut werden. Die Übungsleiterin muss erst herausfinden, was sie den *Neuen* alles zutrauen darf.

Um kardiale Überlastung auszuschließen, müssen insbesondere neue Teilnehmende individuell belastet werden. Häufigere Pulskontrollen, verteilt über die ganze Bewegungseinheit, helfen der Übungsleiterin bei der Einschätzung und vermitteln den *Neuen* zunehmend Sicherheit im Sport. In der Gymnastik bedarf es einer sehr genauen Beobachtung der individuellen Reaktionen auf einzelne Übungen, etwa Stöhnen, Atem anhalten, roter Kopf oder Belastungsabbruch. Leicht wird eine Übungsleiterin herausfinden, über welche Bewegungsfertigkeiten jeder einzelne Teilnehmende verfügt. Dann kann konkret eine Wiederholungszahl oder eine Veränderung einer Übung zur Leistungsanpassung gegeben werden. Dies gelingt allerdings nur in überschaubar großen Gruppen mit einer Stärke bis zu maximal 20 Teilnehmenden. Optimal ist eine Anzahl von 15 Personen.

Letztlich ist das Eingliedern neuer Teilnehmender ein psychosoziales Problem. Durch geeignete Wahl von Übungsformen mit Partner oder in einer Kleingruppe sowie von Kleinen Spielen kann es schnell behoben werden.

Berücksichtigung von Begleiterkrankungen

Im Sport mit Älteren ist immer mit körperlichen Einschränkungen aufgrund von Erkrankungen oder altersgemäßen Veränderungen zu rechnen. Der kardialen Erkrankung in Herzsportgruppen, die eine Einschränkung der Herz-Kreislauf-Leistungsfähigkeit mit sich bringt, trägt die Übungsleiterin Rechnung durch geeignete Übungsauswahl und Belastungskontrollen anhand der Pulsmessung. Hinzu kommen oft Erkrankungen wie arterielle Durchblutungsstörungen, Venenerkrankungen, Arthrose, speziell in den Gelenken der oberen und unteren Extremitäten, Wirbelsäulenerkrankungen, Osteoporose oder Diabetes.

Zum einen führen diese Erkrankungen zu erheblichen Bewegungseinschränkungen, zum anderen sind es oft Erkrankungen, die durch Sport positiv beeinflusst werden können, wenn gewisse Aspekte berücksichtigt werden. So sind wirbelsäulenschonende und rückengerechte Übungen zu wählen, um einerseits Wirbelsäulenerkrankungen vorzubeugen und andererseits Bewegungsmöglichkeiten trotz entsprechender Beschwerden aufzuzeigen. Bei Osteoporosepatienten gilt es, neben dem Haltungsaufbau, auf fließende, kontinuierliche Bewegungsabläufe ohne stärkere Erschütterungen hinzuarbeiten. Ebenso wie Teilnehmende mit Arthrose in den unteren Extremitäten sollten Teilnehmende mit Osteoporose möglichst in der Entlastung arbeiten. Eine Belastung mit gemäßigter Intensität und Dauer ist anzustreben, um entsprechende Körperteile nicht zu stark und zu lange zu belasten. Bei der Wahl der Geräte, etwa harte oder weiche Bälle, sind Osteoporose- sowie Marcumarpatienten zu berücksichtigen. Beim Aufwärmen oder in der Gymnastik sollte die Übungsleiterin grundsätzlich auch Übungen zur Durchblutungsförderung der unteren Extremitäten auswählen, um Venenerkrankungen und arteriellen Durchblutungsstörungen entgegenzuwirken. Stretching gehört ebenfalls in jede Sportstunde, um den Verlust der Flexibilitätsfähigkeit auszugleichen.

Überlegungen zur Belastungsdosierung

Voraussetzung für das Teilnehmen an einer Herzsportgruppe ist eine fahrradergometrische Belastungsuntersuchung zur genauen Beurteilung der Belastbarkeit und zum Ausschluss jeglicher Kontraindikationen für eine Bewegungstherapie. Bei der Belastungsuntersuchung muss eine Mindestleistung ohne subjektive Beschwerden und objektive pathologische Befunde erbracht werden. Um kardiale Überlastungen zu vermeiden und dennoch möglichst große Übungs- und Trainingseffekte zu erzielen, ist die Trainingsbelastung nach dem Ergebnis der Belastungsuntersuchung auszurichten. Außerdem sind einige Grundsätze der Trainingslehre zu beachten: Für die Belastungsdosierung in einer Bewegungseinheit sind Reizhäufigkeit, -dauer, -umfang, -dichte und -stärke wichtige Kriterien (HOLLMANN/ HETTINGER 1980).

Reizhäufigkeit bezeichnet die Summe der Wiederholungen einer Übung. 4-8 Wiederholungen einer Übung sind anzustreben, mehr als 15 Wiederholungen sollten nicht durchgeführt werden. Bei kräftigenden Übungen wird auf die Vorgabe einer bestimmten Wiederholungszahl verzichtet, um keinen falschen Ehrgeiz bei den Teilnehmenden hervorzurufen.

Reizdauer bezeichnet die Zeitdauer einer einzelnen Übung. So kann die Anspannungsdauer bei einer statischen Kraftbeanspruchung 10-20 Sekunden betragen. Pressatmung muss dabei vermieden werden, etwa durch richtige Atemtechnik.

Reizumfang bezeichnet die Gesamtdauer einer wiederholten Übung. 40-60 Sekunden sind anzustreben.

Reizdichte bezeichnet das Verhältnis der Übungsdauer zur Pausendauer. Sie ist abhängig von der jeweiligen Reizstärke. Die Pausen sollten stets aktiv genutzt werden, etwa durch entsprechende Lockerungsübungen.

Reizstärke ist der Anstrengungs- oder Schwierigkeitsgrad einer Übung. Sie wird auch Reizintensität genannt. In der Gymnastik wird sie über die Wiederholungszahl pro Zeiteinheit, die Übungsausführung, etwa die Bewegungsweite, Länge der Hebel, Wechsel zwischen Punctum fixum und Punctum mobile oder die Ausgangsstellung, und nicht zuletzt über die Übungsauswahl gesteuert. Die Reizstärke ist in der Gymnastik wohl die am schwersten zu steuernde Größe.

Eine Belastungssteigerung im Herz- und Alterssport erfolgt im Wesentlichen über eine Steigerung der Reizdauer beziehungsweise des Reizumfangs. In der Gymnastik kann schon frühzeitig die Reizstärke erhöht werden. Die Belastung ist dem Trainingszustand des Teilnehmenden jeweils anzupassen.

Überlastungskriterien

Die Belastung der einzelnen Teilnehmenden wird ständig überwacht, um einerseits das Training oder die Übung möglichst effektiv zu gestalten und um andererseits eventuell gesundheitsgefährdende Überlastungen zu vermeiden. Hierzu dienen verschiedene objektive wie subjektive Überlastungskriterien.

Das im Sport am meisten angewandte objektive Kriterium ist die Herzfrequenz. Sie lässt sich schnell von jedem Teilnehmenden selbst palpatorisch an der Armschlagader ermitteln. 70-85% der maximalen Herzfrequenz werden als Richtwert empfohlen, der bei der Belastung wohl erreicht, nicht aber überschritten werden soll. Eine genaue Berechnung der Trainingsherzfrequenz aus den Ergebnissen der Belastungsuntersuchung anhand einer Formel ist zweckmäßig.

> **Trainingsherzfrequenz = 50-75% der Herzfrequenzreserve + Ruheherzfrequenz**
> Herzfrequenzreserve = maximale Herzfrequenz – Ruheherzfrequenz

Diese Trainingsherzfrequenzen sind obere Richtwerte, denn das Herzfrequenzverhalten unterliegt großen Schwankungen und ist von vielen Einflüssen abhängig. Die Beeinflussung durch Medikamente ist zu berücksichtigen. Bei Applikation von Digitales oder Betablockern vermindern sich die Werte um mindestens zehn Schläge pro Minute. Wichtig bei der Beurteilung der Herzfrequenz ist der Einfluss
- des Trainingszustands (HF sinkt auf vorgegebener Belastungsstufe),
- des Alters (mit zunehmendem Alter sinkt die Fähigkeit zur Frequenzsteigerung),
- des Geschlechts (Frauen weisen in Ruhe und auf vorgegebener Belastungsstufe meist höhere HF-Werte auf als Männer),
- des Wetters (HF-Anstieg bei höheren Temperaturen und höherer Luftfeuchtigkeit),

- der Tageszeit (HF-Anstieg vom Morgen bis zum Abend),
- der psychischen Situation (HF-Anstieg unter emotionaler Spannung) sowie
- einer Koronarsklerose oder einer Sklerose des Sinusknotens (meist Verlangsamung des Herzschlags in Ruhe und geringerer Anstieg bei Belastung).

Das Herzfrequenzverhalten bei dynamischer Ausdauerbelastung zeigt Beziehungen zu entstehenden Kreislaufbelastungen. Somit ist es möglich, Kreislaufbelastungen mithilfe der Herzfrequenz zu dosieren. Zu berücksichtigen ist, dass bei einer vorgegebenen Herzfrequenz der Sauerstoffbedarf umso größer ist und damit eine höhere Kreislaufbelastung darstellt, je höher der statische Anteil der jeweiligen körperlichen Aktivität ist (ROST 1975).

Weitere objektive Kriterien sind das Blutdruckverhalten und der Laktatwert. Beide Messgrößen finden in den Sportgruppen weniger Anwendung, da sie zeitaufwändiger und nur vereinzelt einzusetzen sind. Sie spiegeln das Belastungsverhalten aber genauer wider. Daher sollten diese Verfahren stichpunktartig genutzt werden, etwa bei neueren, bei schwächeren oder bei besonders leistungsorientierten Teilnehmenden. Anhaltspunkt für die Beurteilung der Laktatwerte ist: Ein ausdauerorientiertes Training erfolgt bei 2 mmol/l (NEUMANN 1993), das Ausdauertraining erfolgt langsamer und länger unter Vermeidung von Laktatanfall.

Sehr wichtig für den Herz- und Alterssport sind die subjektiven Überwachungskriterien. An erster Stelle steht die Selbstkontrolle. Die Teilnehmenden sollen im Laufe des Trainings vor allem mithilfe der Pulskontrolle ihre Leistungsgrenze kennen und die körperliche Belastung einschätzen lernen. Hinweise für eine entstandene Überlastung geben das übermäßige Erröten der Haut, das weiße Mund-Nasen-Dreieck, abnormes Schwitzen, kalter Schweiß, aufgeregte Atmung, Atemnot, ungeregelte Bewegungsausführung und Herzschmerz (Brustenge, Schmerz im linken Arm, in der linken Thoraxseite, im Rücken zwischen Schulterblatt und Wirbelsäule). Eine Interpretation der sehr individuellen Reaktionsweisen ist erst bei genauer Kenntnis des Teilnehmenden möglich.

Gefahren und Komplikationen in der Bewegungstherapie

Herzsport ist stets mit gewissen Risiken verbunden. Einige Gefahrenmomente lassen sich von vornherein durch gut durchdachte Übungsauswahl und Stundenkonzeption vermeiden. Bei der Durchführung einer Bewegungstherapie mit meist älteren Teilnehmenden ist die mögliche Überlastung des Bewegungsapparats zu beachten. Probleme entstehen im Muskelsystem sowie an Füßen, Knöcheln, Knie, Hüfte, Kreuz und Fingern. Nicht selten kommt es während des Trainings zu Verstauchungen, Zerrungen und ernst zu nehmenden Prellungen, Letzteres vor allem bei marcumarisierten Teilnehmenden.

Das durch Sport gesteigerte Selbstvertrauen, die bei Infarktpatienten häufig unzutreffende Leistungsmotivation und übermäßiger Ehrgeiz führen dazu, dass das Infarktereignis verdrängt wird. Vorsichtsmaßnahmen werden großzügig ausgelegt und sogar negiert. Geringe Beschwerden werden oftmals nicht als ausreichende Warnung vor Überlastung erkannt. Die Gefahr der Überdosierung und damit der physischen Überforderung erhöht sich. Zudem kann die Belastung zeitweilig auch ungewollt und unbewusst größer werden als vorgesehen. Wird die Bewegungstherapie zu intensiv, können lebensbedrohliche Herzrhythmusstörungen auftreten. Sie werden häufig im Anschluss an eine stärkere Belastung durch plötzliche Entlastung provoziert (BUCHWALSKY 1977). Physische Überforderung kann eine akute oder chronische Herzinsuffizienz erzeugen. Eine objektive Verschlechterung der körperlichen Leistung, verbunden mit einer Zunahme von Herzschmerzen unter Belastung und unter Ruhebedingungen, ist die Folge. Ein Reinfarkt kann ausgelöst werden.

Die kardiale Belastbarkeit kann auch plötzlich geringer sein, als vorher festgestellt wurde. Nichtkardiale Organerkrankungen und Funktionsverschlechterungen können auftreten, die eine veränderte Belastungsdosierung und Medikamentierung erfordern. Hier würden engmaschige klinische und ergometrische Kontrolluntersuchungen Gefährdungen verhindern helfen.

Gefahren können auftreten, wenn die Bewegungstherapie zu früh einsetzt, wenn Kontraindikationen nicht genügend beachtet werden. Als Kontraindikation gelten akute Myokardischämie, Herzinsuffizienz mit Herzvolumenvergrößerung, gehäufte, polytope, ventrikuläre Extrasystolen, Blockierung im Bereich des AV-Knotens oder des TAWARA-Knotens, Herzklappenfehler, Endomyokarditis, pulmonale Hypertonie, arterielle Hypertonie mit einem Blutdruck größer als 200/120 mmHg in Ruhe, akute und chronische Infekte. Die Vernarbung muss abgeschlossen sein. Durch Sport kann es im Laufe der Zeit eventuell zu einer extremen Bradykardie kommen. Auch der Blutdruck kann stark abfallen, wodurch eine ökonomische Herzarbeit nicht mehr gewährleistet ist.

Bei auftretenden Missempfindungen oder Beschwerden wird die Belastung sofort vermindert oder die körperliche Arbeit beendet.

Wassergymnastik – Voraussetzung und Vorteile

Bewegungseinheiten im Wasser bieten sehr viel Abwechslung und bringen manche Vorteile mit sich. Gerade für ältere Menschen, die unter degenerativen Veränderungen des Bewegungssystems leiden, ist das Bewegen im Wasser nicht nur angenehm, sondern aufgrund der physikalischen Situation auch effektiver.

Der Auftrieb lässt den Körper leichter werden, er kann im Wasser schweben. So wird Bewegung gerade für Adipöse und für Arthrosebetroffene leichter, da der Körper durch den Auftrieb entlastet wird. Durch ihn werden bestimmte Bewegungen unterstützt, sie werden effektiver. Dies hat besondere Bedeutung bei Dehnübungen.

Der Wasserwiderstand, eine Eigenschaft aufgrund der höheren Dichte des Wassers gegenüber der Luft, kann ausgenutzt werden, um einerseits bei verschiedenen Übungen größere Kräfte mobilisieren zu müssen, andererseits um sonst schnelle Bewegungen im Wasser langsamer ausführen zu können, da das Wasser bremst.

Der Wasserdruck (hydrostatischer Druck), eine weitere Auswirkung der Wasserdichte, bedingt allerdings auch direkte Auswirkungen auf den Körper, so die Verschiebung des venösen Blutes in den Brustraum zum Herzen hin, wodurch der rechte Herzmuskel stärker vorgedehnt wird. Das Herzschlagvolumen steigt. Das Herz muss stärker pumpen, dadurch erhöht sich der Sauerstoffbedarf des Herzmuskels. Dies kann bei grenzwertiger Versorgungslage des Herzens zu einer Unterversorgung des Herzmuskels führen und Zwischenfälle auslösen (Angina pectoris; Herzrhythmusstörungen). Mit der Erhöhung des Herzschlagvolumens kommt es reflektorisch zu einer Herzfrequenzsenkung (VÖLKER et al. 1983).

Die Beeinflussung der Herzfrequenz beim Aufenthalt im Wasser durch die Verschiebung des Blutes zum Herzen hin wird noch verstärkt, wenn das Gesicht ins Wasser eintaucht. Infolge des *Tauchreflexes* kommt es zu einer verstärkten reflektorischen Herzfrequenzsenkung von 10-15 Schlägen/Minute im Vergleich zur Herzfrequenz an Land sowohl in Ruhe als auch bei Belastung (VÖLKER et al. 1983).

Herz-Kreislauf-Vorgeschädigte sollten nicht mehr als 2 m tief tauchen, da Herzfrequenzverlangsamung, Pressen beim Luftanhalten, Steigerung des Blutdrucks durch den hydrostatischen Druck und Sauerstoffmangel durch längeres Luftanhalten zu Sauerstoffmangel und zu gefährlichen Herzrhythmusstörungen führen können. Tauchübungen als methodische Maßnahme sind äußerst vorsichtig anzuwenden (VÖLKER et al. 1983).

Die Wärmeleitfähigkeit des Wassers ist etwa 25-mal größer als die der Luft und führt zu einer schnellen Wärmeabgabe eines im Wasser befindlichen Körpers. Bei 24-26° C kann die Wärmeabgabe durch Engstellung der peripheren Gefäße nicht genügend gedrosselt werden. Zum Ausgleich wird die Wärmeproduktion gesteigert, was jedoch zu einer beträchtlichen Kreislaufbelastung führt. Daher sind Wassertemperaturen zwischen 26° C und 30° C für den Herz- und Alterssport zu empfehlen. Temperaturen darüber erschweren die Wärmeabgabe des Körpers. Durch Verlagerung der Durchblutung in die Peripherie wird das Herz-Kreislauf-System wieder stark belastet.

Nicht zu unterschätzen sind psychische Faktoren: Angst, Unsicherheit, Erregung, Freude können bereits zu höheren Pulsfrequenzen oder zu Herzrhythmusstörungen führen.

Demnach können Voraussetzungen für die Teilnahme an einer Bewegungseinheit im Wasser formuliert werden:
- Eine Mindestbelastbarkeit von 50 Watt.
- Die fahrradergometrisch festgelegte Trainingspulsfrequenz gilt als Richtgröße für die Steuerung der Belastungsintensität.
- Individuelle Reaktionen auf den Wasserreiz müssen berücksichtigt werden.

Am besten ist es, wenn die Teilnehmenden schon im Rahmen der Anschluss-Heilbehandlung ins Wasser gehen durften, sei es zum Schwimmen oder zu einer Wassergymnastik. Verschiedentlich wird dann eine Schwimmtelemetrie durchgeführt, die Aussagen macht über das Herz-Kreislauf-Verhalten bei Eintritt ins flache bis brusttiefe Wasser, weiterhin bei Belastung im Wasser, meist beim Schwimmen. Patienten, die beim Belastungs-EKG pathologische Veränderungen zeigen, haben diese auch beim Schwimmen (ST-Strecken-Senkung, u.a.). Treten keine Störungen auf, so kann einigermaßen risikolos Bewegungstherapie im Wasser durchgeführt werden. Teilnehmende mit einem ohnehin recht stabilen Herz-Kreislauf-Verhalten können auf eine Schwimmtelemetrie verzichten und ohne weitere Bedenken an einer Bewegungstherapie im Wasser teilnehmen. Wichtig ist das Einhalten der *verminderten* Trainingsherzfrequenz.

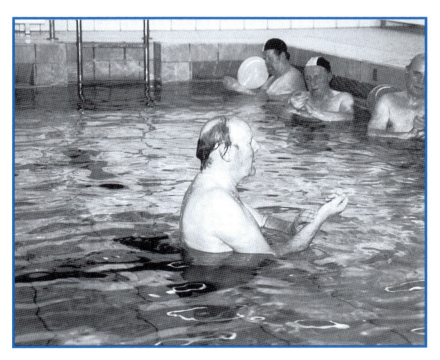

Auch im Wasser ist das Pulsen ganz wichtig!

III Bedeutung verschiedener Schwerpunkte in einer Bewegungseinheit im Herz- und Alterssport

Um möglichst vielen Anforderungen der Teilnehmenden gerecht zu werden, ist es zweckmäßig, innerhalb einer Bewegungseinheit verschiedene Inhalte zu berücksichtigen. Neben der Begrüßung der Teilnehmenden und einem immer notwendigen Aufwärmen stehen Ausdauerschulung, Entspannungstraining, allgemeine und spezielle Körperschulung und Spiele.

Begrüßung der Teilnehmenden

Die Sportstunde beginnt mit der Begrüßung der Teilnehmenden. Besonders in Herzgruppen ist es sinnvoll, sich nach dem aktuellen individuellen Befinden und eventuellen Besonderheiten der vergangenen Woche zu erkundigen. Dies ermöglicht einerseits eine persönliche Kontaktaufnahme mit jedem einzelnen Teilnehmenden, andererseits gewährleistet es den aus Sicherheitsgründen notwendigen Informationsaustausch (siehe auch unter I, „Umgang mit den Teilnehmenden", S. 10). Der Ausgangspuls wird kontrolliert. Dann erst beginnt das Bewegungsprogramm mit dem Aufwärmen.

Aufwärmen – wozu und wie lange?

Die Aufgabe des Aufwärmens besteht darin, die Übenden psychisch und physisch auf die folgende Belastung vorzubereiten.

Im psychologischen Sinne bezweckt das Aufwärmen eine Einstimmung auf die nun beginnende körperliche Betätigung, auf die Gruppe und auf die gegenüber dem Alltag veränderte Umgebung. Die Teilnehmenden sollen vom Alltag abschalten. Es wird nicht gleich *stur* geübt, sondern die Teilnehmenden haben während des Gehens und der anfänglichen Übungen Gelegenheit zur Unterhaltung. Die psychische Leistungsbereitschaft wird optimiert.

Physiologisch gesehen bewirkt das Aufwärmen
- eine Erhöhung der Körpertemperatur im Bereich der Extremitäten um etwa 5° C. Dadurch laufen die Stoffwechselprozesse in allen Zellen schneller ab. Die Sauerstoffmenge, die vom Blut ins Gewebe abgegeben werden kann, erhöht sich. Die Geschwindigkeit der Erregungsleitung in den Nerven steigt. Die koordinative Leistungsbereitschaft wird verbessert.
- eine vermehrte Adrenalinausschüttung: Atmung, Herzfrequenz und Blutdruck steigen und stellen sich auf die bevorstehende körperliche Belastung ein. Die allgemeine organische Leistungsbereitschaft wird verbessert.
- eine Umverteilung des Blutes vom Körperkern in die arbeitende Muskulatur.
- eine Aktivitätssteigerung der Muskelspindeln (de MARÉES 1980). Dadurch verringert sich die Viskosität der Muskulatur, wodurch ihre Geschmeidigkeit zunimmt und die Kontraktionsgeschwindigkeit ansteigt.

Insgesamt gesehen bewirkt das Aufwärmen eine Verletzungsprophylaxe. Pädagogisch-didaktisch ist die Aufwärmphase die Vorbereitung auf die Hauptphase. Sowohl der Körper als auch die Psyche werden auf die physischen und geistigen Anforderungen der Gymnastik mit Flexibilitäts-, Kräftigungs- und Koordinationsübungen sowie des Ausdauertrainings eingestellt.

Wichtige sportmotorische Elemente in dieser Einstimmungsphase sind Übungen zur Entspannung, Lockerung, Beweglichmachung, Dehnung sowie zur Kräftigung. Die genannte Reihenfolge soll nach Möglichkeit eingehalten werden. In diesem Stundenteil sollen nur bekannte und leichte Übungen ohne Geräte durchgeführt werden, um die Konzentration noch nicht zu stark zu belasten und die Gefahr von Verletzungen zu minimieren. Die Dehnung der Muskulatur erfolgt erst nach allgemeiner Aufwärmung, denn kalte Muskulatur ist sehr empfindlich, sodass es leicht zu Zerrungen und Rissen kommen kann. In der Aufwärmphase wird möglichst nicht passiv durch Partner oder Geräte gedehnt, da hierbei der Dehnungsgrad relativ schlecht abschätzbar ist. Dehnübungen tragen zur Verbesserung der Flexibilität, der Beweglichkeit in den Gelenken bei und gehören daher in jede Sportstunde, entweder innerhalb des Aufwärmens oder als Schwerpunkt in der Gymnastikphase.

Nach jeder Dehn- wie nach jeder Kräftigungsübung ist ein Lockern dringend erforderlich, denn die Muskeln entspannen sich nicht von selbst, sondern nur mithilfe ihrer Antagonisten. Es wird sowohl ein physisches als auch psychisches Auflockern und Lösen von Verspannungen und Verkrampfungen bewirkt. Außerdem kann das Lockern auch als Organisationsmittel verwendet werden (BRUSIS/WEBER 1980), etwa um passive Pausen zu vermeiden.

In der Aufwärmphase werden möglichst alle Muskelgruppen angesprochen, besonders die Schultergürtel- und Rumpfmuskulatur, zum Ausgleich einer meist mehr oder weniger verkrampften sitzenden Tätigkeit im Berufsalltag.

Atemübungen als ein weiteres wichtiges Element in der kardialen Rehabilitation sollten ebenfalls in der Aufwärmphase durchgeführt werden, da sie entspannend wirken und die Ventilation in Gang bringen. Es wird auf die richtige Atemtechnik aufmerksam gemacht. Viele Ältere verwenden entweder nur Brustatmung oder nur Bauchatmung. Die überwiegend flache Atmung kann auf tiefere Atmung umgestellt werden.

Die Vollatmung, bei der Brust- und Bauchatmung gemeinsam genutzt werden, ist physiologisch wertvoller wegen
- der Vergrößerung der Atemtiefe und damit der Vergrößerung des Sauerstoffangebots,
- der Vergrößerung des intrathorakalen Unterdrucks mit der günstigen Auswirkung auf den venösen Rückstrom.

Sobald die richtige Atemtechnik und Atemführung beherrscht werden, ist die Gefahr des Pressatmens bei schwereren Kräftigungsübungen reduziert. Elementare Atemübungen sind Gähnen, Pfeifen, Singen und Lachen (MILZ 1972). In Verbindung mit Bewegungsübungen lässt sich eine gute Atemtechnik demonstrieren: Die den Brust- und Bauchraum einengenden Beugeübungen vorwärts und seitwärts werden mit Ausatmen kombiniert. Das Einatmen wird verbunden mit Streckphasen, die insbesondere den Brustkorb erweitern. Dabei erfolgt das Einatmen durch die Nase, das Ausatmen – auch stoßartig zur Zwerchfellkontrolle – durch den Mund.

Die Aufwärmphase kann als Sozialisationsphase genutzt werden. Durch Unterhaltung, Gruppen- und Kommunikationsspiele werden Sozialisationsprozesse in Gang gesetzt und gefördert.

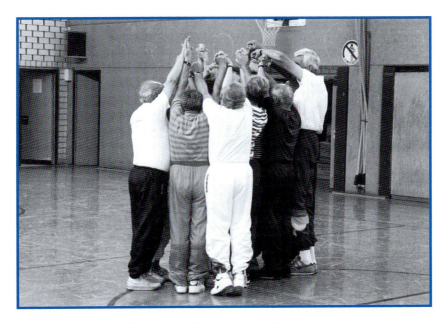

Ein Gruppenspiel am Ende des Aufwärmens: gordischer Knoten

Die Aufwärmphase dauert mindestens zehn Minuten, besser aber 20 Minuten. Die Übungen in dieser Phase sollen aufwärmen, aber nicht ermüden, sie sollen motivieren und Erfolgserlebnisse ermöglichen.

Allgemeine Körperschulung – Möglichkeiten und Ziele der Funktionsgymnastik

Die Gymnastik ist nicht nur grundlegende Übung für alle Bewegungsformen, sondern sie fördert die Bewegungserfahrung und entwickelt Körpergefühl. Über harmonische und lebendige Bewegungsformen kann geistig-seelische und körperliche Harmonie entfaltet werden. Gymnastik wird im Herz- und Alterssport durchgeführt mit dem Ziel, die Funktionen des Körpers zu erhalten und zu stärken (allgemeine Beweglichkeit, lokale Muskelausdauer, Koordination), Kontakt zu anderen Teilnehmenden aufzubauen, einander zu helfen, sich einzuordnen in die Gruppe, Freude an der Bewegung zu erfahren, Interesse für weitere Bewegungserfahrung zu wecken sowie Selbstbewusstsein und Selbstvertrauen zu stärken. Die Grundelemente der Bewegung werden geschult: Gehen, Laufen, Hüpfen, Springen, Federn, Schwingen, Werfen, Fangen, Prellen, Stoßen, Tragen und Balancieren.

Die Gymnastik bietet, wie das Spiel, die Möglichkeit zu gemeinsamem Tun. Das Üben in der Gruppe wird von den Teilnehmenden als angenehm empfunden. Während eine Einzelgymnastik zu Hause oft als langweilig angesehen wird, macht die Gruppengymnastik Spaß, auch wenn einzeln geübt wird. Dabei spielt die Möglichkeit zur Unterhaltung keine unwesentliche Rolle.

Eine besondere Motivation wird durch das vielfältige Übungsangebot bewirkt. Einige Sportler kommen besonders deswegen, um möglichst viele Übungen kennen zu lernen. Ein sich stets wiederholendes Standardprogramm, das aus Gründen der Effektivität Berechtigung hätte, würde sie langweilen. Zahlreiche Variationen an sich gleicher Übungen sind möglich durch die Ausführung im Gehen, Stehen, Sitzen, Liegen, durch das Benutzen verschiedener Handgeräte, durch das Anbieten als Partner- oder Gruppenübung, durch das Einbeziehen von Musik, durch das Darbieten als Tanzform oder Choreografie, durch eine Kombination mit anderen Übungen oder durch veränderte Organisationsformen. Stets erforderlich ist die Anleitung durch die Übungsleiterin, die individuell hinweist auf Wiederholungszahl, Übungsdauer, Pausenlänge oder auf die richtige Bewegungsausführung in Abhängigkeit von der Belastbarkeit jedes einzelnen Teilnehmenden. Wichtig ist das stete Vorankommen. Die Übungen müssen so ausgesucht werden, dass sie für die Teilnehmenden kontinuierlich einen Anreiz darstellen, sich immer wieder neu anzustrengen.

Handgeräte haben einen hohen Aufforderungscharakter. Das Üben mit Gerät spricht das Spielerische und Fröhliche im Menschen an. Handgeräte unterstützen und verbessern die Wirksamkeit oder erleichtern die Ausführung und das Erlernen mancher Übungen (MILZ 1972). Der Schwung wird verstärkt, die Bewegungsweite wird größer. Der Bewegungsreichtum wird erweitert, die Koordinationsanforderung wird erhöht. Es werden Reize für die Kraftentwicklung gesetzt. Die Geräte Reifen, Gymnastikball, Medizinball, Stab, Keule, Band, Theraband, Handtuch, Bank, Hocker, Pezziball und viele andere kommen zur Anwendung. Allerdings sollten Geräte wegen der erhöhten Belastungsintensität und Verletzungsgefahr erst bei fortgeschrittenen und eingewöhnten Teilnehmenden eingesetzt werden. Die Dauer des gymnastischen Übungsteils sollte 15-20 Minuten betragen.

Im Rahmen der Gymnastik werden die motorischen Hauptbeanspruchungsformen Koordination, Flexibilität, lokale aerobe dynamische Ausdauer und Kräftigung geschult.

Koordination ist das Zusammenwirken von Zentralnervensystem und Skelettmuskulatur innerhalb eines gezielten Bewegungsablaufs. Eine Verbesserung der Koordination wird durch Übung eines Bewegungsablaufs erreicht und ist charakterisiert durch
- eine Abnahme der elektrischen Aktivität für eine vorgegebene submaximale Belastung.
- eine Reduktion der Überlappung von Muskeln, die an der Bewegung beteiligt sind.
- eine kürzere und präzisere Funktion jedes beteiligten Muskels.

Es resultiert eine Einsparung an Energieaufwand für eine vorgegebene Leistung, damit eine Herabsetzung des Sauerstoffbedarfs und des Ermüdungsgrades und letztlich eine Verbesserung der Herz-Kreislauf-Situation (HOLLMANN/HETTINGER 1980). Gleichzeitig wird durch die Bewegungsökonomisierung die Verletzungsgefahr reduziert.

Es werden verschiedene koordinative Fähigkeiten unterschieden (nach SCHALLER/WERNZ 2000):
- *Gleichgewichtsfähigkeit* – die Fähigkeit, das Gleichgewicht zu halten oder wiederherzustellen.
- *Antizipationsfähigkeit* – die Fähigkeit, künftige Situationen zu erahnen oder sich auf künftige, feststehende oder bewegte Situationen schon im Voraus einzustellen.
- *Umstellungsfähigkeit* – die Fähigkeit, sich veränderten Gegebenheiten anzupassen.
- *Reaktionsfähigkeit* – die Fähigkeit, auf ein bestimmtes Signal hin eine schnelle Bewegungshandlung auszuführen.
- *Orientierungsfähigkeit* – die Fähigkeit, die Lage und Bewegung unseres Körpers in Raum und Zeit zu bestimmen und zielgerichtet zu verändern (Raum- und Zeitgefühl).

- **Differenzierungsfähigkeit** – die Fähigkeit, Lage und Bewegungsrichtung der eigenen Körperteile zueinander und in Bezug zu ihrer Umwelt kontrollieren und steuern zu können.
- **Kopplungsfähigkeit** – die Fähigkeit, Teilkörperbewegungen, Einzelbewegungen und auch Bewegungsphasen miteinander zu einer flüssigen Bewegung zu verbinden.
- **Rhythmisierungsfähigkeit** – die Fähigkeit, eine Bewegung zeitlich-dynamisch zu gliedern und in erfassbare Ganzheiten zu gruppieren.

Die Koordinationsfähigkeit ist aufgrund des Alters und des zusätzlichen Bewegungsmangels meist eingeschränkt. Zu ihrer Schulung eignen sich Übungen mit einem hohen koordinativen Anteil, etwa Tanzen, Bewegungsspiele oder Schwimmen. Es werden immer wieder neue Bewegungen und Bewegungsvariationen angeboten. Dabei kann die Übungsleiterin auch ungewohnte und komplexe Bewegungen vorstellen.

Die Bewegungsausführung kann variiert werden, etwa durch Verändern der Ausgangsstellung, der Bewegungsrichtung, des Bewegungstempos, des Krafteinsatzes, durch Wechsel der Seiten oder durch rhythmisches Üben. Variationen der Übungsbedingungen ergeben sich etwa durch Verkleinern oder Vergrößern des Raums, durch Verändern der räumlichen Anordnung und der Größe von Zielen, durch statische und dynamische Gleichgewichtsübungen mit Verkleinern und Erhöhen der Unterstützungsfläche, Tief- und Hochlagerung des Schwerpunkts und Störung des Gleichgewichts, Reaktions- und Geschicklichkeitsübungen, Übungen zur Rhythmusschulung sowie Spannungs- und Entspannungsübungen. Der Einsatz von Kleingeräten sowie Kombinationen verschiedener Extremitätenbewegungen mit ungleichem Bewegungsausmaß und -rhythmus können angewandt werden.

Flexibilität stellt den willkürlichen Bewegungsbereich in einem oder mehreren Gelenken dar. Begrenzend wirken die Gelenkstruktur, der Umfang der Muskelmasse, die Dehnungsfähigkeit der Muskeln, Sehnen, Bänder, Gelenkkapseln und der Haut. Eine Verbesserung der Flexibilität ist durch Dehnübungen möglich. Mit einer Dehnungsgymnastik (Stretching) wird die Geschwindigkeit und Empfindlichkeit der Bereichseinstellung der Muskelspindeln beeinflusst. Geschicklichkeit und Beweglichkeit werden infolgedessen verbessert. Durch diese Vorgänge lassen sich ökonomisierende

Effekte und somit auch Entlastungsprozesse für das Herz-Kreislauf-System erreichen. Das Erlangen von Bewegungsfähigkeiten und -fertigkeiten wird begünstigt. Auch für die Verletzungsprophylaxe hat die Flexibilitätsschulung große Bedeutung.

Eng gekoppelt an Übungen zur Flexibilitätsverbesserung sind kräftigende Übungen. Es wird zwischen statischer und dynamischer **Kraft** unterschieden. Statische Kraft ist diejenige Kraft, die ein Muskel oder eine Muskelgruppe willkürlich gegen einen fixierten Widerstand auszuüben vermag. Dynamische Kraft kann willkürlich innerhalb eines gezielten Bewegungsablaufs entfaltet werden. Die statische Kraft ist bedeutsam für die Größe der dynamischen Kraft.

Im Herz- und Alterssport spielt Kraft als Komponente der körperlichen Fitness eine Rolle. Es werden vorwiegend die Muskeln des Haltungsapparats, insbesondere Rücken- und Bauchmuskulatur gekräftigt. Hier kommen im wesentlichen Übungen aus der Rückenschule und Wirbelsäulengymnastik zur Anwendung. Durch eine verbesserte Kraftsituation wird die Gefahr einer kardialen Überlastung durch muskuläre Überforderung reduziert.

Die lokale aerobe dynamische **Ausdauer** ist die am stärksten trainierbare motorische Beanspruchungsform. Sie ist für die Rehabilitation wie für die Prävention von großer Bedeutung. Ihre Verbesserung beeinflusst Hämodynamik und Metabolismus. Eine Ökonomisierung des kardiopulmonalen Systems tritt ein. Es folgt eine größere Leistungsfähigkeit auch bei unbeeinflusster kardiopulmonaler Kapazität (HOLLMANN/HETTINGER 1980).

Die Durchführung der Gymnastik basiert ferner auf folgenden methodisch-didaktischen Prinzipien:
- Vom Leichten zum Schweren.
- Vom Einfachen zum Komplexen.
- Vom Bekannten zum Unbekannten.

Technische und physische Überforderungen mit entsprechender Verletzungs- und Unfallgefahr sind zu vermeiden. Auf Dauer sollen die Teilnehmenden möglichst viele Übungen und Variationen kennen lernen und durch ein breit gefächertes Angebot motiviert werden. Das freudebetonte Üben und nicht die Leistungsorientierung steht im Vordergrund.

Ziele des Ausdauertrainings

Das allgemeine aerobe dynamische Ausdauertraining ist ein wichtiges Element im Herz- und Alterssport aufgrund seiner günstigen Auswirkungen auf das kardiopulmonale System. **Ausdauer** ist charakterisiert durch die Fähigkeit, eine gegebene Leistung über einen möglichst langen Zeitraum durchhalten zu können. So ist Ausdauer identisch mit Ermüdungs-Widerstandsfähigkeit. Je nach Qualität und Quantität der Arbeit pro Zeiteinheit und nach Masse der eingesetzten Muskulatur werden verschiedene Arten von Ausdauer unterschieden (HOLLMANN/HETTINGER 1980), von denen die allgemeine und die lokale dynamische Ausdauer für den Herz- und Alterssport besondere Bedeutung haben. Die lokale Muskelausdauer ist die Ausdauer einer Muskelmasse, die kleiner ist als 1/7 bis 1/6 der gesamten Skelettmuskulatur. Sie wird vor allem in der Gymnastik trainiert. Die allgemeine Ausdauer stellt die Ausdauer einer Muskelmasse in einer Größenordnung von mehr als 1/7 bis 1/6 der gesamten Skelettmuskulatur dar. Ihre Verbesserung findet während des Schwerpunkts *Ausdauertraining* statt.

Ausdauertraining fördert die Durchblutung des Herzmuskels sowie die oxidativen Prozesse in der Zelle und führt durch zunehmende Vagotonie zu einer Ökonomisierung der Herzarbeit. Zusätzlich ergeben sich günstige Auswirkungen auf die Blutdruckregulation und auf bestimmte Stoffwechselprozesse, etwa Cholesterin, Zucker oder Harnsäure.

Auch das Ausdauertraining kann auf abwechslungsreiche Art erfolgen. Laufen ist die traditionelle Art. Veränderung der Laufwege in Form eines Parcours, Verlegung der Laufstrecke ins Freie, Zusatzaufgaben während des Laufens, etwa durch Dribbeln oder Passen eines Balls, sind einige Möglichkeiten zur interessanteren Gestaltung. Alternativen zum Laufen sind Walken, Gehen, Tanzen, Step-Aerobic. Da das Ausdauertraining die höchste Belastung während einer Sportstunde im Herz- und Alterssport sein soll und damit sinnvollerweise zeitlich in die Stundenmitte platziert wird, ist Laufen als Ausdauertrainingsform in anderen Stundenteilen, etwa während des Aufwärmens, kaum möglich. Sollten Laufphasen in anderen Stundenteilen enthalten sein, so sind sie kurz und von niedriger Intensität. Dem Ausdauertraining folgt eine Übergangsphase mit Lockerungs- und Dehnübungen, um die Belastung allmählich abklingen zu lassen. Die Teilnehmenden schalten um auf die nächsten Stundeninhalte.

Bedeutung des Spiels

Im Gegensatz zur zweckbestimmten Arbeit ist Spiel jede freie, naturgegebene Tätigkeit, die lediglich aus Freude an dieser geschieht, eine zweckfreie Betätigung mit eigener Gesetzmäßigkeit. In dieser Eigenschaft dient das Spiel der Erholung, der Unterhaltung, dem Ausgleich geistiger und körperlicher Kräfte. Es gibt Möglichkeiten zur Ergänzung und Harmonisierung des Lebens, zur Selbstdarstellung und zur Entfaltung schöpferischer Fähigkeiten. Fantasie, Mut, gemeinschaftsbezogenes Verhalten und Interesse an freiwilligem Handeln werden gefördert.

Im Herz- und Alterssport trägt das Spiel maßgeblich zur Dauerhaftigkeit der Teilnahme bei und nimmt daher einen zentralen Platz im Bewegungsprogramm ein. Mit Spielen sind neben der Koordinationsverbesserung motivationale und gruppendynamische Prozesse zu erreichen. Gruppendynamische Prozesse beinhalten soziale Interaktionen, Anregungen zu Kooperation und Kommunikation. Spielen kann dazu dienen, positives emotionales Verhalten zu wecken und die Erlebnisfähigkeit zu fördern. Beim Spielen im Herz- und Alterssport kommt es nicht darauf an, wer gewinnt. Wichtiger ist das gemeinsame Tun und der Spaß daran.

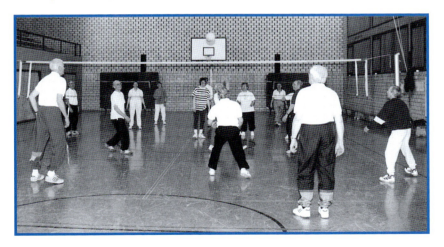

Ball über die Schnur ist ein beliebtes und gut geeignetes Spiel im Herz- und Alterssport.

Entspannung – Voraussetzung und Möglichkeiten

Ein ständiger Wechsel zwischen Spannung und Entspannung bestimmt das menschliche Leben, er sorgt für die innere Balance, vorausgesetzt, es herrscht ein ausgewogenes Verhältnis. Doch oft ist das innere Gleichgewicht aus dem Lot, was gesundheitsbeeinträchtigende Wirkungen wie Schlaflosigkeit, innere Unruhe, Kopfschmerz, Gereiztheit und geminderte Leistungs- und Anpassungsfähigkeit mit sich bringt.

Hier können Entspannungsübungen Ausgleichsmöglichkeiten bieten. Voraussetzung hierzu ist die Schulung einer bewussten Körperwahrnehmung. Möglichkeiten zur Schulung des Körpergefühls ergeben sich im Bereich der Gymnastik. Ein gezieltes Entspannungtraining, etwa in Form von autogenem Training, Tiefenmuskelentspannung oder Fantasiereisen, ist hingegen sinnvoller nach Phasen höherer Belastung, etwa nach dem Ausdauertraining oder ganz am Stundenende.

Wenn Entspannungstraining durchgeführt wird, sollte dies in ruhiger Umgebung erfolgen und einen Zeitraum von zehn Minuten keinesfalls unterschreiten.

Stundenausklang

Der Stundenausklang dient dazu, den während der Übungsstunde stark beanspruchten Organismus der Übenden wieder zu beruhigen. Die Teilnehmenden verlassen nicht erregt, verschwitzt und mit hohen Pulsfrequenzen die Halle. Dadurch werden Verletzungsgefahren wegen mangelnder Konzentration und allgemeiner Ermüdung, Gefahren der Erkältung durch Auskühlen und eventuelle bedrohliche Rhythmusstörungen durch plötzliche Entlastung vermieden. In den Ausklang gehören Atemübungen, Gehen und Übungen mit freudebetontem, nicht anstrengendem Charakter. Es empfiehlt sich eine Dehnung und Lockerung der relativ stark beanspruchten unteren Extremitäten.

Anordnung der Schwerpunkte innerhalb einer Bewegungseinheit

Es hat sich folgende Stundengliederung bewährt:

Stundenelemente Schwerpunkt	Übungsgruppe Zeitdauer [min]	Trainingsgruppe Zeitdauer [min]	Inhalte
Begrüßung	10	10	Information, Gespräch
Aufwärmen	10-20	10-20	Gehen, leichte Gymnastik
Gymnastik	10-20	15-20	Funktionsgymnastik
Ausdauertraining, einschließlich Übergangsphase	5-10	15-20	Gehen, laufen Lockerungsübungen
Spiel	20-30	20-30	Spielformen, Kleine und Große Spiele
Stundenausklang	3-5	3-5	Gehen, lockern, dehnen
Gesamtdauer	75	90	

Der dargestellte Stundenaufbau ist relativ ausgewogen. Doch sollte, um einen gewissen Motivationswert zu erhalten, auch hier immer wieder variiert werden: Einmal ist die Gymnastik ausgedehnter, einmal das Ausdauertraining, einmal wird vorrangig gespielt. Bei spezieller Zielsetzung, etwa Tanzen, Aerobic oder Einführung in ein Spiel oder auch bei Vorliegen besonderer Gegebenheiten, muss das Programm den Bedingungen entsprechend abgeändert werden.

Bewegungseinheiten im Wasser

Bewegungseinheiten im Wasser werden im Wesentlichen ebenso aufgebaut wie die zuvor beschriebenen Einheiten in der Halle. Doch da Bewegung im Wasser sehr viel anstrengender ist und der Körper schon allein aufgrund der Eigenschaften des Wassers mehr arbeiten muss, wird die zeitliche Dauer einer Sportstunde auf 30 Minuten bei Übungsgruppen und bis 45 Minuten bei Trainingsgruppen begrenzt. Die Begrüßung wie auch das Feststellen des Ausgangspulses findet außerhalb des Wassers statt. Erst dann wird geduscht. Nach Eintritt ins Wasser wird der Wasser-Ausgangspuls gemessen. Das Ausdauertraining erfolgt in Form von Gehen, Aquajogging mit oder ohne Bodenkontakt oder auch als Schwimmen.

Das Wasser sollte brusttief sein, das entspricht einer Wassertiefe von etwa 1,20-1,35 m. Die Temperatur sollte 26-30° C betragen.

IV Übungen für die Funktionsgymnastik

Bemerkungen zur Entstehung des Übungskatalogs

Die in diesem Katalog zusammengestellten Übungen finden seit Jahren mehr oder weniger regelmäßig Anwendung in Herzübungs- und Herztrainingsgruppen. Alle Übungen sind ebenso geeignet für den Alterssport, da in beiden Zielgruppen das Altersspektrum in etwa gleich ist und daher die altersbedingten Veränderungen berücksichtigt werden müssen. Die Überlegungen zum Stundenaufbau im Herzsport gelten im Wesentlichen auch für den Alterssport.

Im ersten Teil des Übungskatalogs, „Funktionsgymnastik ohne Geräte", stehen Übungen zum Dehnen, Kräftigen und Mobilisieren im Vordergrund. In der „Funktionsgymnastik mit Geräten" liegt der Schwerpunkt eher bei Koordinationsübungen.

Dieser Übungskatalog enthält sicher viele Übungen, doch ist er in keiner Weise vollständig. Weitere, hier aus Kapazitätsgründen nicht mehr aufgeführte Variationen ergeben sich durch Übertragung von Übungen von einem Handgerät auf andere Geräte oder von Übungen ohne Gerät auf solche mit Gerät. Ganze Bereiche, wie der Einsatz des Therabands oder des Pezziballs, sind wohl noch angedeutet, aber nicht mit Übungsvorschlägen versehen. Hier muss auf entsprechende Literatur zurückgegriffen werden. Der Leser wird aufgefordert, die Übungen weiterzuentwickeln und eigene Ideen einzubringen oder auch auf die Ideen der Teilnehmer einzugehen.

Mit der hier vorgestellten Gymnastik werden nicht nur Ziele des therapeutischen Ansatzes, sondern ebenso psychologische, methodische, pädagogische und soziale Aspekte verfolgt, wenn auch nur das jeweilige therapeutische Ziel einer Übung explizit genannt wird.

Der Übungskatalog ist so aufgebaut, dass zunächst Übungen ohne Handgerät dargestellt werden. Sie sind geordnet nach Körperstellung (Stehen, Sitzen, Liegen) und dann weiter nach verschiedenen Muskelgruppen.

Das Ziel einer Übung, eventuelle Hinweise zur Ausführung und Variationsmöglichkeiten werden angegeben. Es folgen Kapitel für Übungen mit unterschiedlichen Handgeräten oder Gerätekombinationen. Hier wird geordnet nach Bewegungsformen (Werfen, Schwingen, Rollen, Balancieren u.a.). Ziele werden in diesen Kapiteln nicht durchgängig formuliert, da meist die Koordination im Vordergrund steht und hier eine weitere Spezifikation zu ausführlich wäre. Die „Gymnastik im Wasser" ist entsprechend aufgebaut. Hier werden in einem eigenen Abschnitt zusätzlich einige erfolgreich durchgeführte Spielvariationen dargestellt.

Hinweise zur Praxis der Übungen

- Die Gymnastik sollte nach dem **Intervallprinzip** durchgeführt werden: Schwerere (intensivere) und leichtere Übungen wechseln miteinander ab.
- Die **Dauer** einer Übung sollte bis zu einer Minute betragen, um einen gewissen Effekt zu erzielen.
- Eine **Intensitätssteigerung** erfolgt mittels Erhöhung des Tempos und der Wiederholungszahl, durch Hebelverlängerung und Umkehrung von Punctum fixum und Punctum mobile.
- **Wiederholungszahlen** sollten möglicherweise für jeden Patienten individuell angegeben werden.
- Ein **individuell differenziertes** Übungsangebot ist wichtig, auch in einer Gruppengymnastik.
- **Einseitiges Üben wird vermieden**: Es wird mit rechts und links, einzeln und zusammen geübt, auch wenn es nicht speziell angegeben ist. Gleiches gilt für die Bewegungsrichtung: rechtsherum und linksherum.
- **Korrekturanweisungen** sind insofern angebracht, da nur eine korrekte Bewegungsausführung zu gewünschtem Erfolg führt, der in einer Herz-Kreislauf-Ökonomisierung durch Koordinations- und Flexibilitätsverbesserung besteht.
- Die Übungen werden nach den Prinzipien **vom Leichten zum Schweren** und vom **Einfachen zum Komplexen** aufgebaut. Dies gilt sowohl in jeder Stunde als auch für einen ganzen Zeitraum.
- Die **Organisationsform** wird bei der Planung einer Gymnastik berücksichtigt. Durch eine ständige Veränderung der Organisationsform, etwa Üben in der Bewegung, Wechsel der Aufstellung im Raum, Üben

in Einzel-, Partner- oder Gruppenarbeit, können die Übungsteilnehmer motiviert werden. Organisationsformen sind im Allgemeinen im Übungskatalog nicht angegeben.
- Unter **Gesundheitshaltung** wird folgende Körperhaltung verstanden: Stand auf beiden Füßen, leichte Grätsche, Beine leicht gebeugt, Rücken gerade.
- **Atemhinweis** bedeutet, dass bei entsprechenden Übungen mit Pressatmung zu rechnen ist, die durch gezielte Atemtechnik vermieden werden kann.

Jeder Bewegungsablauf kann in Bezug auf Tempo und Rhythmus variiert werden. Dadurch bekommen auch einfache und bekannte Übungen einen neuen und abwechslungsreichen Charakter. Soll mithilfe einer Musik eine gewünschte Stimulierung erreicht werden, etwa Überaktive zu bremsen, Ängstliche zu ermuntern oder einen bestimmten Rhythmus vorzugeben, darf die Musik nicht im Sinne einer *Backgroundmusic* verwendet werden. Das stört den Übenden eher oder die Musik wird gar nicht wahrgenommen. Entsprechen Charakter, Tempo und Rhythmus der Musik den Übungen und darüber hinaus auch dem Zustand und dem Typ des Patienten, kann mit einer günstigen Wirkung gerechnet werden. Der Einsatz von Musik verlangt daher eine genaue Vorbereitung und Überlegung, nicht zuletzt Erfahrung auf diesem Gebiet und eigene Musikalität.

Im Überblick sei zusammengefasst, welche Übungen im Herz- und Alterssport zu vermeiden sind und wann besondere Beachtung erforderlich ist:
- Übungen, die mit plötzlichen Anstrengungen einhergehen, etwa Sprints, wegen Überlastungs- und Verletzungsgefahr. Mit Herzrhythmusstörungen oder einer Verletzung des Bandapparats oder des Muskelsystems ist zu rechnen.
- Dauerleistungen mit Gefahr der Überlastung. Eine anaerobe Stoffwechsellage kann resultieren.
- Übungen, die übertriebenen Ehrgeiz und Spieleifer hervorrufen. Es besteht die Gefahr einer Überlastung des Herz-Kreislauf-Systems.
- Übungen, die Pressatmung bewirken, die nicht ohne weiteres durch *aktives Gegenatmen* kompensiert werden kann, etwa Kraftübungen, wie Liegestütz, Gerätturnen, Sprinten, Tauchen.
- Übungen, bei denen das Herz eine vermehrte Blutzufuhr zu verarbeiten hat, etwa Übungen im Liegen, Kerze oder zu tiefe Rumpfbeuge im Stand.

- Übungen, die Schwindelerscheinungen hervorrufen können oder eine vermehrte Blutzufuhr zum Kopf bewirken, etwa längere Rumpfbeuge oder zu schnelles Drehen.
- Übungen, bei denen der Kopf zu weit in den Nacken genommen wird, etwa Überstreckung der Halswirbelsäule mit der Gefahr einer Karotis-Sinus-Reaktion.
- Übungen, die ein plötzliches Aufstehen aus dem Liegen oder längeres Stehenbleiben nach höherer Belastung erfordern. Eine Orthostasereaktion kann eintreten.
- Übungen, die mit Sprüngen einhergehen. Durch heftige Körpererschütterung können Herzrhythmusstörungen auftreten.
- Übungen, welche die Gelenke stark beanspruchen. An Knie, Fuß, Hüftgelenk, Lendenwirbelsäule können sich besonders bei Arthrotikern Gelenkergüsse bilden.
- Übungen, die zu Prellungen führen können, etwa Ballübungen. Dies ist besonders bei marcumarisierten Patienten zu beachten.

Ein Rhythmuszwang im Übungsablauf sollte im Allgemeinen vermieden werden zu Gunsten einer stärkeren Individualisierung. Die Erfahrung zeigt, dass sich dies nicht immer einhalten lässt. Häufig müssen die Übenden zu Beginn einer neuen Übung in Schwung gebracht werden.

Zu Beginn einer ambulanten Rehabilitation, vor allem in Übungsgruppen, sollten vorrangig Übungen ausgewählt werden, die mit Bewegungsabläufen des Alltags korrespondieren.

IV.1 Variationsmöglichkeiten in der Funktionsgymnastik ohne Geräte

Gymnastik im Stehen

1. Übungen mit den unteren Extremitäten

Zehenstand
Ziel: Kräftigung der Wadenmuskulatur
Variation:
- Beidbeinig, einbeinig.
- Höhe des Zehenstands variieren.
- Ganzkörperstreckung: Zehenstand, Arme strecken und abwechselnd noch weiter nach oben hinausziehen.
- Federn.
- Abwechselnd mit Fersenstand (wippen).
- Ein Fuß steht fest auf dem Boden, ein Fuß im Zehenstand: Die Ferse rechts-/linksherum kreisen.
- Im Zehenstand einen Fuß auf dem Ballen drehen, dann die Ferse absetzen.

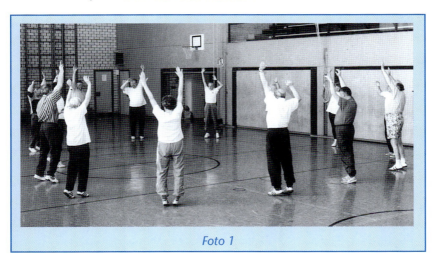

Foto 1

Fersenstand; einbeinig, beidbeinig

Ziel: Dehnung der Wadenmuskulatur

Variation:
- Fersenstand und kleinen Zeh hochziehen.
- Fersenstand und großen Zeh hochziehen.
- Fersenstand und Fußspitze drehen.
- Beide Füße gleichzeitig in eine Richtung drehen und parallel in eine Richtung fortbewegen durch abwechselndes Heben und Senken von Ferse und Fußspitze.
- Beide Füße gleichzeitig drehen, aber auseinander bewegen.
- Ein Fuß im Fersenstand, der andere im Zehenstand; fortwährend wechseln (Foto 2).

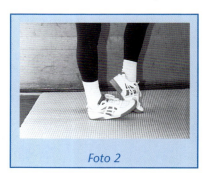

Foto 2

Leichte Kniebeuge

Ziel: Gefäßtraining; Kräftigung der Beinmuskulatur; Erlernen des richtigen Hebens

Hinweis: Die Knie nur so weit beugen, dass die großen Zehen/die Fußspitze von oben immer noch zu sehen ist; bei Verstärkung der Kniebeuge das Gesäß nach hinten führen! Doch zur Kräftigung der Oberschenkelmuskulatur nur leichte, gehaltene Kniebeugen ausführen, da sonst die Belastung für

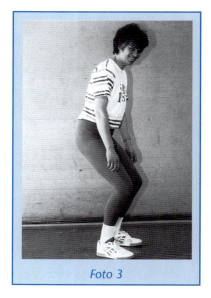

Foto 3

	die Knie gerade bei arthrosegefährdeten Teilnehmenden zu hoch wird; der Rücken bleibt möglichst aufrecht (besser an der Wand üben!). Atemhinweis! Übung langsam ausführen, in der Beuge verweilen!
Variation:	• Kniebeuge auf dem ganzen Fuß (Foto 3). • Kniebeuge mit Anheben der Ferse. • Kniebeuge in Schrittstellung, Belastung auf dem vorderen Bein. • Kniebeuge in Schrittstellung, Belastung und Beuge auf dem hinteren Bein (Ferse bleibt auf dem Boden), das vordere Bein wird mit der Ferse aufgesetzt.

STEHEN IM EINBEINSTAND *(auf dem Partner oder an der Wand abstützen oder in der Gruppe mit Handfassung)*

Den Fuß des Spielbeins strecken und beugen (Foto 4)

Ziel:	Gefäßtraining; Kräftigung und Dehnung der Unterschenkelmuskulatur
Hinweis:	Die Übung langsam ausführen; nicht zu lange mit einem Fuß arbeiten; Standbein zwischendurch lockern.
Variation:	• Beim Anheben der Fußspitze den kleinen Zeh verstärkt hochziehen. • Beim Anheben der Fußspitze den großen Zeh verstärkt hochziehen. • Den freien Fuß abwechselnd mit der Fußspitze/der Ferse aufsetzen. • Den Fuß kreisen (rechts-/linksherum). • Den Fuß drehen nach re und li.

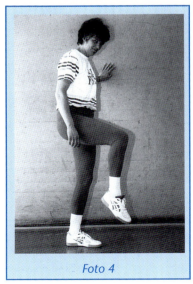

Foto 4

Zehen des Spielbeins krallen und spreizen
Ziel: Gefäßtraining
Hinweis: Diese Übung ist erst dann effektiv, wenn die Zehen frei beweglich sind (ohne Schuhe und Strümpfe).

Ein Bein schwingen (Foto 5)
Ziel: Mobilisation in den Hüftgelenken
Hinweis: Beim Zurückschwingen nicht mit dem Oberkörper nach vorn ausweichen und nicht zu weit, aber mit möglichst gestrecktem Bein zurückschwingen; darauf achten, dass es ein gleichmäßiges Vor- und Zurückschwingen ist und das Bein nicht mit viel Schwung nach vorn gerissen wird.
Variation:
- Vor- und zurückschwingen.
- Seitwärts schwingen.
- Diagonal (von innen nach außen) schwingen.

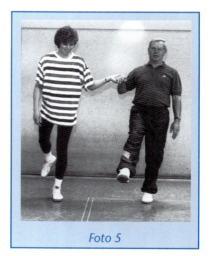
Foto 5

Ein Bein kreisen
Ziel: Mobilisation in den Hüftgelenken
Variation:
- Rechts-/linksherum kreisen.
- Achterkreisen.

Anwinkeln eines Beins (vorhoch)
Ziel: Mobilisation in den Hüftgelenken
Hinweis: Nicht zu ruckartig arbeiten; abstützen auf den Nachbarn!
Variation:
- Das Knie nach vorne und hochführen.

- Diagonal anwinkeln (re Knie in Richtung zur li Schulter führen).
- Das Knie seitlich hochführen (Foto 6).
- Erst nach vorne hoch anwinkeln, dann langsam zur re, li Seite führen.
- Anwinkeln und Unterschenkel vorschwingen („Kicken").

Ziel: Kräftigung der vorderen Oberschenkelmuskulatur

- Anwinkeln und gleichseitigen Arm gleichzeitig heben.

Ziel: Koordination

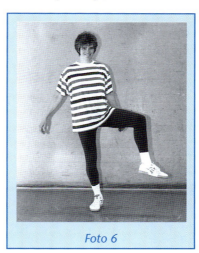

Foto 6

Anfersen: Ferse zum Gesäß führen

Ziel: Dehnung der vorderen Oberschenkelmuskulatur

Hinweis: Siehe auch entsprechende Stretchübung (siehe unter „Stretching", s. S. 50ff.).

Variation:
- Ohne Handfassung.
- Mit Fassung der gleichseitigen Hand am Rist.
- Mit Fassung der gegenseitigen Hand am Rist.

2. Übungen für die Rumpfmuskulatur

Rumpfbeuge vorwärts

Ziel: Kräftigung der Rückenmuskulatur; Erlernen des richtigen Hebens

Hinweis: Nur bei leichter Kniebeuge; die Arme werden am Körper, z.B. hinter dem Rücken, gehalten und auf keinen Fall als Hebelverlängerung benutzt; bis maximal zur Horizontalen beugen, sinnvoll ist aber, zur Kräftigung der Rückenmuskulatur, nur eine leichte Rumpfbeuge zu üben; der Rücken bleibt gerade (Gesäß und Bauch anspannen), der Kopf in Verlängerung des Rumpfs; hohe Bandscheibenbelastung! Atemhinweis!

Rumpfseitbeuge

Ziel: Dehnung der seitlichen Rückenmuskulatur

Hinweis: Mit der Hüfte nicht ausweichen, Bauch und Gesäß anspannen! Atemhinweis! Siehe auch unter „Stretching", S. 50ff.!

Variation: Arme in Hochhalte/Hände am Nacken/Hände in den Hüften.

Rumpfdrehen

Ziel: Mobilisation der Wirbelsäule; Üben von Alltagsbewegungen

Hinweis: Gesundheitshaltung! Hüfte bleibt fixiert, aber der Kopf geht mit; Arme vor der Brust verschränken; Bewegung langsam ausführen!

Stehübung

Festen Stand suchen, dann mit dem Körper schwanken: vor und zurück; seitwärts; im Kreis.

Ziel: Koordination

3. Übungen mit den Schultern

Schultern anheben und fallen lassen
Ziel: Mobilisation im Schultergürtel
Hinweis: Atemübung, Arme lang hängen lassen!

Schultern vor- und zurückziehen
Ziel: Dehnung/Kräftigung der Schultergürtelmuskulatur
Hinweis: Atemübung; nur mit den Schultern, nicht mit den Ellbogen arbeiten!

Arme ein- und auswärts drehen (Innen- und Außenrotation)
Hinweis: Übung langsam ausführen; Atemhinweis!
Variation:
- Arme in Tiefhalte.
- Arme in Seithalte (Foto 7).
  Hinweis: Das Schultergelenk wird hier stark belastet.
- Hände vor dem Körper in Tiefhalte mit den Handrücken zusammenführen (Daumen zeigen nach unten), dann Arme über die Seite möglichst weit nach hinten führen mit gleichzeitiger Außenrotation (Daumen zeigen nach oben).

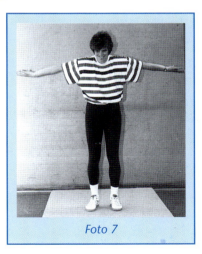

Foto 7

Schulterkreisen
Ziel: Mobilisation im Schultergürtel
Hinweis: Arme lang hängen lassen; langsame, große Kreise ausführen!
Variation:
- Parallel oder versetzt kreisen.
- Gegengleich kreisen.

4. Übungen mit den Armen

Arme schwingen
Ziel: Mobilisation in den Schultergelenken
Hinweis: Lockeres Schwingen, kein Führen! Beine arbeiten mit: Beugen im Knie- und Fußgelenk!
Variation:
- Vor und zurück.
- Seitwärts.
- Parallel.
- Gegengleich.

Grafik 1

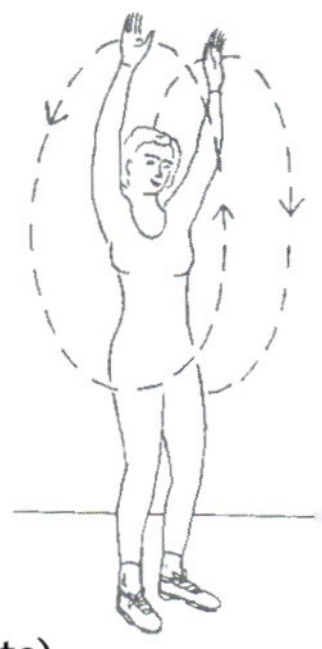

In die Hände klatschen bei gestreckten Armen
Variation:
- Vor dem Körper.
- Über dem Kopf.
- Hinter dem Rücken.
- Alle Möglichkeiten miteinander verbinden.

Arme kreisen
Variation:
- Vorwärts, rückwärts.
- Vor dem Körper nach innen, außen (seitwärts).
- Beide Arme parallel oder versetzt (nacheinander) kreisen. Mühlschwung: gegengleich kreisen (Grafik 1).

Ellbogen kreisen bei angewinkelten Armen (Hände liegen auf den Schultern)

Kraulbewegung mit den Armen

Schattenboxen: mit den Armen nach vorn, zur Seite, schräg nach oben, nach oben in die Luft boxen

Arme heben und senken
Ziel: Kräftigung der Schultermuskulatur
Hinweis: Atemübung: heben – einatmen/senken – ausatmen; Gesundheitshaltung!
Variation:
- Seitlich heben bis zur schrägen Hochhalte.
- Arme vor dem Körper nach oben führen.

Die hinter dem Rücken gefalteten Hände nach hinten oben ziehen (Foto 8)

Ziel: Kräftigung der Schultermuskulatur; Dehnung der Brustmuskulatur

Hinweis: Bauch und Gesäß anspannen, Gesundheitshaltung!

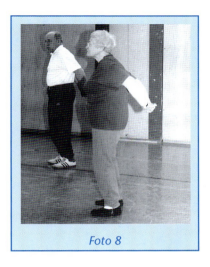

Foto 8

Mit den gefalteten Händen hinter dem Rücken große Kreise beschreiben

Ziel: Kräftigung der Schultermuskulatur

Arme in Seithalte, gebeugt (Unterarme zeigen senkrecht nach oben) Arme vor dem Körper zusammenführen und gegeneinander drücken (Foto 9)

Ziel: Dehnung der Schultermuskulatur; Kräftigung der Brustmuskulatur

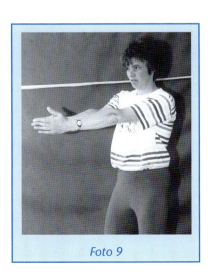

Foto 9

Mit der Hand die Schulter oder das Schulterblatt berühren

Ziel: Dehnung der Schultergürtelmuskulatur

Variation:
- Von oben, unten her.
- Die gleichseitige, gegenseitige Schulter/Schulterblatt berühren, dabei den Arm vor/hinter dem Kopf herführen.
- Die Hände kommen aufeinander zu: eine von oben, die andere von unten, bis zur Handfassung zwischen den Schulterblättern (Foto 10).

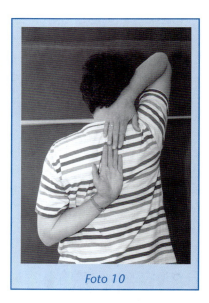

Foto 10

Innen- oder Außenstirnkreis der Gruppe: Hände gegeneinander drücken

Ziel: Dehnung und Kräftigung der Schulter- und Armmuskulatur

Variation:
- Arme beugen und in Seithalte die Handflächen gegen die des re und li Nachbars drücken (Foto 11).
- Gestreckte Arme in Tiefhalte: Handrücken gegeneinander drücken.
- Gestreckte Arme in Tiefhalte: Handflächen gegeneinander legen und jeweils zu sich ziehen.

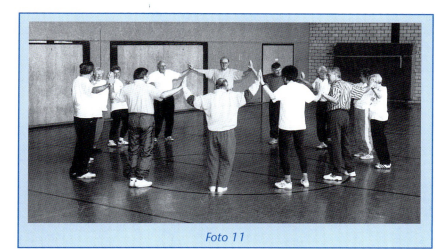

Foto 11

Jurtenkreis (Übung in der Gruppe, Innenstirnkreis)

Ziel:	Dehnung der Schulter- und Armmuskulatur; Koordination
Hinweis:	Sicherheitsgriff: Hände fassen jeweils den Unterarm direkt über dem Handgelenk.
Variation:	• Alle lehnen sich gleichzeitig zurück (Foto 12). • Jeder Zweite lehnt sich vor, der Nachbar jeweils zurück.

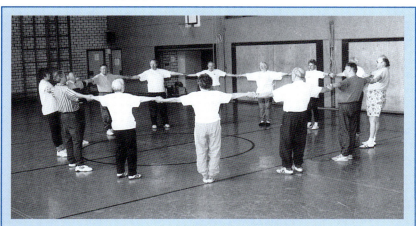

Foto 12

5. Übungen mit den Händen

Handkreisen

Ziel:	Mobilisation in den Handgelenken
Variation:	• Jede Hand einzeln. • Hände gefaltet. • Vor/hinter dem Körper.

Hände ausschütteln

Handflächen vor der Brust zusammendrücken.

Ziel:	Kräftigung der Brustmuskulatur
Hinweis:	Atemhinweis!
Variation:	• Bei gebeugten Armen. • Bei gestreckten Armen (Foto 13).

Finger spreizen, Fäuste ballen

Ziel:	Mobilisation in den Fingergelenken
Variation:	Gespreizte Finger gegeneinander drücken.

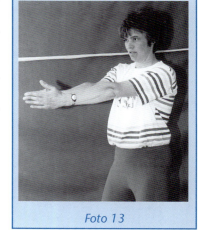
Foto 13

Mit den Fingern „Klavierspielen"
(einzelne Finger langsam/schnell auf- und abbewegen).

Ziel:	Mobilisation in den Fingergelenken

Fingerhakeln

6. Übungen für die Hals- und Nackenmuskulatur

Siehe unter „Stretching" (S. 50ff.) (Kopf nach vorn und zur Seite neigen, Kopf drehen).

„Giraffe"
(den Kopf bei gleich bleibender Blickrichtung weit nach vorn strecken); anschließend weit zurückziehen (Doppelkinn!) und den Scheitelpunkt des Kopfes nach oben ziehen (Foto 14).

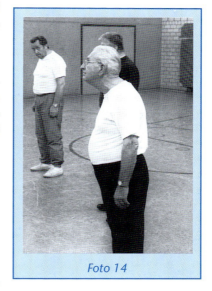
Foto 14

Hals- und Brustwirbelsäule Wirbel für Wirbel einrollen
(Foto 15)
Hinweis: Knie leicht beugen, Gesäß anspannen, Gesundheitshaltung!

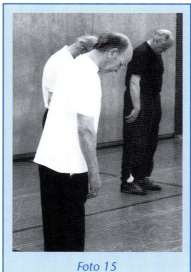
Foto 15

Stretching im Herz- und Alterssport

Stretching ist auch im Herz- und Alterssport die geeignete Möglichkeit, die Beweglichkeit zu schulen. Dabei sind einerseits Übungen zu vermeiden, die aufgrund der altersbedingten Bewegungseinschränkungen zunächst nicht zweckmäßig sind. Hier kann der Dehnungsreiz nicht richtig gesetzt werden. Andererseits sollten Übungen im Liegen nur vereinzelt durchgeführt werden aus den bereits an anderer Stelle genannten Gründen.

Grundsätze zur Durchführung des Stretchings:

- Den Muskel zunächst, so weit es geht, statisch anspannen (a): etwa zehn Sekunden.
- Völlig entspannen: 2-3 Sekunden.
- Dann sanft dehnen, so weit es geht, ohne dass es wehtut (b): 10-15 Sekunden, dabei insgesamt entspannt verhalten, z.B. in leichter Kniebeuge stehen.
- Abschließend lockern.

Wichtig: Während der statischen Anspannung und während des Stretchings ruhig und gleichmäßig weiteratmen. Nie den Atem anhalten!

- Dem Stretching geht immer eine allgemeine Aufwärmung voraus, ist also nicht als Aufwärmtraining geeignet!

- Immer in Richtung der Muskulatur arbeiten, d.h. zwischen Ursprung und Ansatz, gegebenenfalls korrigieren!

- Das Stretching wird abwechslungsreicher, wenn in das Stretchingprogramm mit statischem Charakter dynamische Bewegungen eingebaut werden, dabei ist ruckartiges Bewegen zu vermeiden. Es eignen sich Übungen, die den größtmöglichen Bewegungsumfang eines Gelenks umfassen, etwa

    - Gehen mit Anwinkeln der Beine.
    - Gehen mit Anfersen.
    - Arm- und Beinschwünge, auch Kreisschwünge.
    - Schulterkreisen.

Stretching von Kopf bis Fuß

Hier werden nur Übungen dargestellt, die im Stand durchgeführt werden können. Stretchingübungen im Sitzen oder Liegen erfordern im Sport mit Älteren Matten. Für vereinzelte Übungen Matten aufzubauen, ist aber zu aufwändig. Es ist daher ratsam, entsprechende Übungen in eine ganze Einheit auf der Matte einzubauen. Folglich sind diese Übungen im Kapitel „Gymnastik im Sitzen/im Liegen" (S. 67 bzw. 69ff.) zu finden.

1. Hals- und Nackenmuskulatur

A) Kinn festhalten und gegen den Handdruck versuchen, den Kopf zu drehen (Foto 16).
B) Kopf drehen, in Richtung der ziehenden Hand (auch ohne Hand).

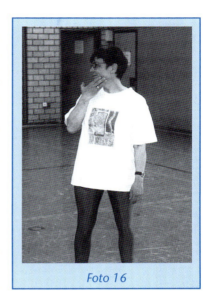
Foto 16

Variation:	Den Kopf erst unterschiedlich stark neigen, dann drehen.
Ziel:	Mit unterschiedlichen Neigungen des Kopfs werden verschiedene Teile der Nacken- und Halsmuskulatur angesprochen.

A) Mit der Hand oberhalb des Ohrs den Kopf zur Seite ziehen, der Kopf leistet Widerstand (Foto 17).
B) Kopf seitlich neigen in Richtung der ziehenden Hand.

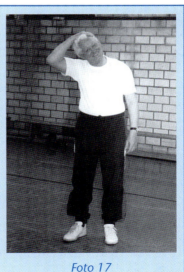
Foto 17

A) Kopf gegen den Widerstand der hinter dem Kopf verschränkten Hände nach hinten drücken.
B) Kopf vorziehen, sodass das Kinn gegen die Brust stößt.
Ausgleich: | Langsames Kopfpendeln von re nach li, Kinn bleibt unten.

2. *Brustmuskulatur*

A) Hände bei gestreckten Armen in Vorhalte gegeneinander drücken (Foto 18a).
B) • Arme in Schulterhöhe seitlich zurückführen oder
  • Hände hinter dem Rücken in Tiefhalte gefasst, gestreckte Arme hochführen (Foto 18b).
Hinweis: | Atemhinweis!

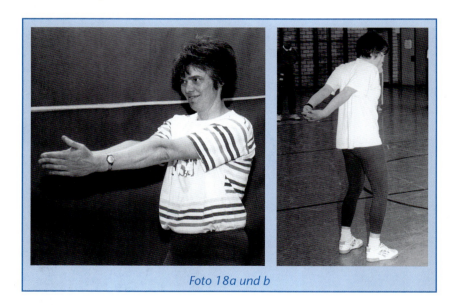

Foto 18a und b

Partnerübung: Rücken an Rücken, Arme in schulterhoher Seithalte, Handfassung
A) Versuchen, die Arme auseinander zu ziehen (jeder zieht die Arme zu sich nach vorn).

B) Dehnen der gestreckten Arme, indem die Partner einen kleinen Schritt auseinander gehen (Foto 19).

Hinweise: Hohlkreuzhaltun vermeiden!
Arme möglichst in Schulterhöhe halten; schwierig!

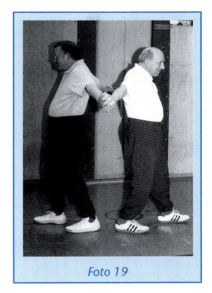
Foto 19

Partnerübung: A hält gefaltete Hände hinter dem Kopf, B hält die Ellbogen fest (Foto 20).
A) Ellbogen nach vorn drücken gegen den Zug des Partners.
B) Partner B zieht die Ellbogen nach hinten und hält sie fest.

Hinweis: Passive Dehnübung! Auf den Partner achten!

Ausgleich:
- Armschwingen.
- Ellbogenkreisen.
- Schulterkreisen.

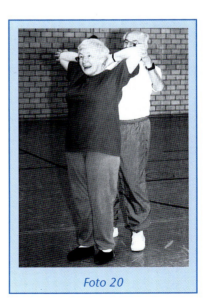
Foto 20

3. Schultermuskulatur

Sich selbst umarmen
Arme überkreuzen und Hände auf das gegenseitige Schulterblatt legen (Foto 21).
A) Ellbogen zur Ausgangsseite zurückziehen, Hände bleiben auf den Schulterblättern.
B) Hände so weit wie möglich auf die Schulterblätter ziehen.

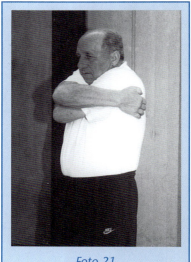

Foto 21

Ellbogen vor dem Hals zur andern Schulter hinführen, mit der anderen Hand fassen (Foto 22)
A) Gegen den Widerstand der anderen Hand Ellbogen nach außen drücken.
B) Mit der anderen Hand Ellbogen gegen die andere Schulter ziehen.

Hinweis: Der Ellbogen kann auch von unten gefasst werden.

Armbeuge nach oben hinten hinter den Kopf, die andere Hand fasst den Ellbogen (Foto 23)
A) Ellbogen gegen den Widerstand der anderen Hand nach außen drücken.
B) Ellbogen mithilfe der anderen Hand hinter den Kopf ziehen.

Ziel: Dehnung der hinteren Oberarm- und der oberen Seitenmuskulatur des Rückens

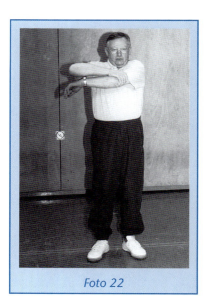

Foto 22

FUNKTIONSGYMNASTIK OHNE GERÄTE: STRETCHING

Hinweis: Diese Übung fällt vielen Älteren schwer, da sie den Arm kaum hinter den Kopf führen können; etwas leichter, aber auch weniger effektiv ist die folgende Übung.

Variation: Handfassung hinter dem Kopf: Mit der re Hand wird der Ellbogen des li Arms hinter den Kopf gezogen; den li Arm gegen den Widerstand der re Hand seitlich herausziehen und dann wieder mit der re Hand, so weit es geht, zurückziehen.

Ausgleich: Wie unter 2.

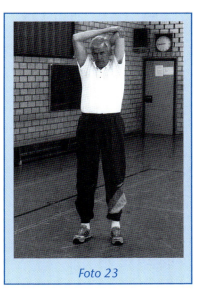

Foto 23

4. Unterarmmuskulatur

A) Finger (oberste Fingerglieder) gegeneinander drücken, nicht die Handflächen (Foto 24a).
B) Handflächen gegeneinander drücken und Fingerspitzen zur Brust drehen, die eingedrehten Hände von sich wegdrücken (Foto 24b).

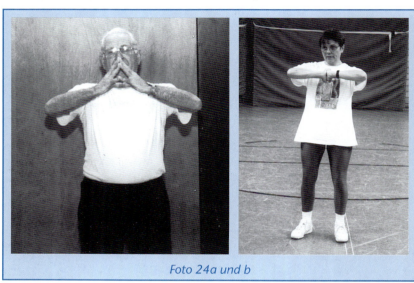

Foto 24a und b

Hände falten

A) Gefaltete Hände gegeneinander drücken.
B) Handflächen der gefalteten Hände nach außen drehen und Arme strecken (Foto 25).

Ausgleich: Handkreisen.

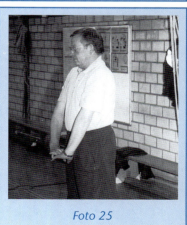

Foto 25

5. Rumpfmuskulatur
Seitbeuge
A) Die nach oben gestreckte Hand gegen den Partner oder eine Wand drücken (Foto 26a).
B) Den nach oben gestreckten Arm gerade über den Kopf zur anderen Seite ziehen (Foto 26b).
Variation: Sich zusätzlich in der Taille beugen.

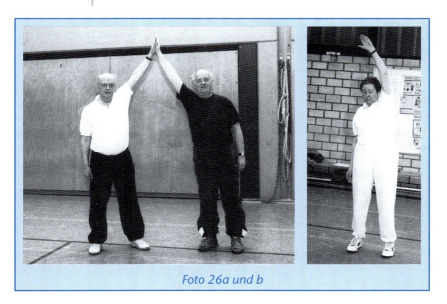
Foto 26a und b

A) Arme in Seithalte nach hinten führen.
B) Sich Wirbel für Wirbel einrollen.
Ausgleich: Den ganzen Körper lockern.

6. Oberschenkel-, Hüftmuskulatur

A) Anfersen und den Rist festhalten, den Unterschenkel gegen den Widerstand der Hand drücken (Foto 27).
B) Anfersen mit Handfassung, Hand zieht die Ferse zum Gesäß.

Ziel:	Dehnung des Iliopsoas
Hinweis:	Stütz auf den Partner oder gegen eine Wand

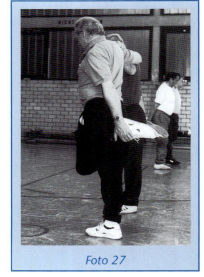

Foto 27

Schrittstellung mit vorn aufgestellter Ferse (Foto 28)
A) Ferse in den Boden drücken.
B) Rumpfbeuge über das nach vorn gestreckte Bein.

Ziel:	Dehnung der hinteren Oberschenkelmuskulatur
Hinweis:	Rücken möglichst gerade lassen!
Variation:	• Im Knien (so ist die Übung wirkungsvoller, dann aber nur auf der Matte üben!).
	• Das vordere Bein auf die Bank oder einen kleinen Kasten stellen.

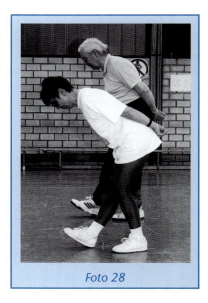

Foto 28

Grätschstand (Foto 29):
A) Innenseite des Oberschenkels anspannen, indem die Innenseiten der Füße gegen den Boden gedrückt werden.
B) Gewichtsverlagerung auf ein Bein führt zum Dehnen der Oberschenkelinnenseite.

Hinweis:	Füße bleiben fest auf dem Boden stehen; Rücken gerade halten!
Variation:	Ein Bein wird auf die Bank oder den kleinen Kasten gestellt: a) Ferse gegen den Kasten drücken. b) Seitbeuge gegen das angehobene Bein.
Ausgleich:	• Beinschwingen. • Beinkreisen.

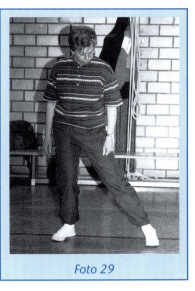

Foto 29

7. Wadenmuskulatur, vordere Unterschenkelmuskulatur

Ausfallschritt mit Aufsetzen des ganzen Fußes hinten, das hintere Bein ist gestreckt (Foto 30)

A) Ballen des hinteren Fußes in den Boden drücken.
B) Ferse in den Boden drücken.

Hinweis: Fußstellung beachten: Beide Füße zeigen in die gleiche Richtung nach vorne; mit den Händen gegen eine (gedachte) Wand drücken (Körpervorlage); Rücken bleibt gerade!

Variation:
- Die Zehen werden beim Drücken der Ferse angehoben.
- Der große Zeh wird angehoben.
- Der kleine Zeh wird angehoben.
- Das hintere Bein ist leicht gebeugt sowohl bei der Anspannung als auch bei der Dehnung.

Ziel: Stärkere Dehnung der Achillessehne

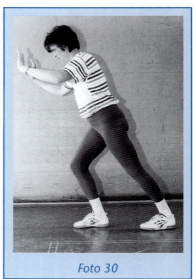

Foto 30

A) Hochzehenstand
B) Fersenstand

Ausgleich:
- Fußkreisen.
- Federn.

Gymnastik im Kniestand und im Fersensitz

Bei Übungen im Fersensitz, im Kniestand und in der Kniebank schmerzen die Knie recht schnell, da keine Muskel- oder Fettpolsterung gegeben ist. Daher sind nur kurz dauernde Übungen und Übungsfolgen geeignet, vielleicht zwei oder drei als Übergang vom Liegen oder Sitzen zum Stand. Eine weitere Möglichkeit ist, ein Kissen unter die Knie zu legen.

Im Kniestand Hände re und li an den Nacken legen
Hals- und Brustwirbelsäule einrollen und dann Kopf und Schultern drehen.
Ziel: Dehnung der Hals- und oberen Rückenmuskulatur bei Beckenfixierung
Hinweis: Bauch und Gesäß anspannen!

Im Fersensitz Becken kippen und aufrichten
Hinweis: Starke Knie- und Fußbelastung.

Aus dem Fersensitz Gesäß anheben zum Kniestand, senken zum Fersensitz
Ziel: Dehnung des Iliopsoas
Hinweise: Atemhinweis!
Eine sehr anspruchsvolle und die Knie belastende Übung.

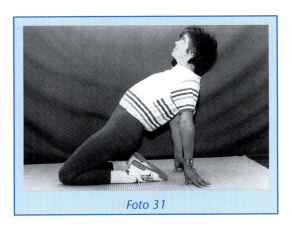

Foto 31

Variation:
- Im Kniestand den aufrechten Oberkörper leicht zurücklehnen.
- Fersensitz, die Hände seitlich hinter dem Körper aufsetzen: Die Hüfte nach vorn schieben, dabei das Gesäß von den Fersen lösen (Foto 31).
- Aus dem Kniestand re, li neben die Unterschenkel setzen (Seitfersensitz).
- Seitfersensitz, Beine angewinkelt aufrichten zum Hocksitz und wieder kippen zum Seitfersensitz, ergibt fortlaufend in eine Richtung einen Kreis.

EINBEINKNIESTAND
(mit einem Bein knien, das andere wird nach vorn aufgestellt)

Beide Arme auf einer Seite vor- und zurückschwingen (Foto 32)

Hinweis: Der Bewegung der Arme hinterhersehen!

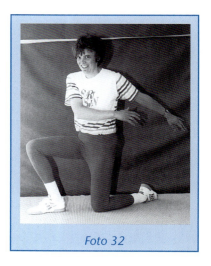
Foto 32

Hals- und Brustwirbelsäule Wirbel für Wirbel einrollen und wieder aufrichten
Ziel: Dehnung der Rückenstrecker

Die Hüfte vorschieben
Ziel: Dehnung des Iliopsoas und der vorderen Oberschenkelmuskulatur
Hinweis: Gewicht über das vordere Bein verlagern, das vordere Bein macht die Bewegung mit! Nicht in die verstärkte Lordose gehen!

Gymnastik in der Kniebank

Bei Übungen in der Kniebank ist die Körperhaltung zu beachten: Arme und Oberschenkel stehen senkrecht zum Boden, die Hände liegen flach auf, die Finger zeigen nach vorn oder leicht nach innen, der Rücken wird gerade gehalten (kein Hohlkreuz), der Kopf wird in Verlängerung des Rumpfs gehalten, der Blick ist auf den Boden gerichtet. Bei Problemen in den angewinkelten Handgelenken können die Übungen auch im Unterarmstütz ausgeführt werden.

Katzenbuckel
Abwechselnd den Rücken rund machen und wieder strecken; der Kopf geht mit (Foto 33).

Ziel: Dehnung der Rückenstrecker

Variation:
- Mit Katzenbuckel das Gewicht nach vorne und hinten verlagern: Die Schultern weit über die Hände hinaus nach vorn bzw. nach hinten schieben (Foto 34).
- Nur die Brustwirbelsäule hochdrücken bei fixiertem Lendenbereich; der Kopf wird zur Brust gezogen.
- Nur Gesäß und Bauch anspannen bei fixierter Schulter.

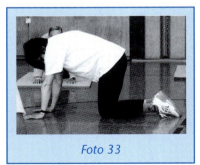
Foto 33

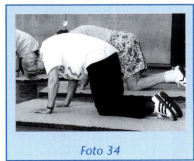
Foto 34

Bei geradem Rüclen weit nach re/li zur Seite gucken; Kopf und Schulter gehen mit
Ziel: Dehnung der seitlichen Rumpfmuskulatur
Variation: Auch mit jeweils einem nach vorn gestreckten Arm.

Heben und Strecken eines Armes gerade nach vorn (Foto 35)
Ziel: Kräftigung der Schultermuskulatur
Hinweis: Immer auf den geraden Rücken ohne Ausweichbewegung der Schultern achten!

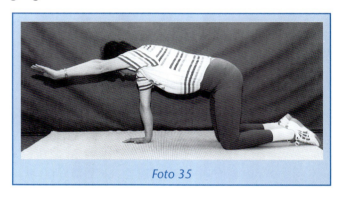

Foto 35

Heben und Strecken eines Beins gerade nach hinten
(Foto 36)
Ziel: Kräftigung der unteren Rücken- und der Gesäßmuskulatur
Hinweis: Die Hüfte nicht mitdrehen!

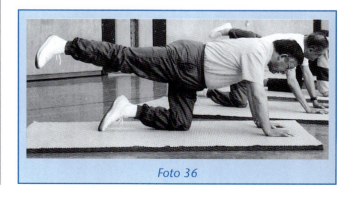

Foto 36

Einen Arm und das gegenseitige Bein heben
(gerade nach vorn bzw. gerade nach hinten)
Hinweis: Immer diagonal arbeiten!

Arm unter dem Bauch zur Gegenseite führen (Foto 37)

Ein Knie anheben, unter dem Rumpf zum Kopf führen und dann das Bein wieder nach hinten strecken

Hinweis: Bei der Streckung nicht ins Hohlkreuz gehen und nicht mit der Hüfte oder der Schulter ausweichen, sondern gerade bleiben!

Variation: Das re angehobene Knie und den li Ellbogen unter dem Rumpf zusammenführen, anschließend Arm und Bein strecken.

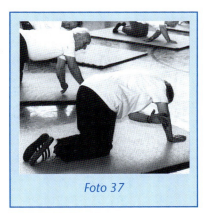

Foto 37

Beugen und Strecken der Arme (Knieliegestütz) (Foto 38)
Ziel: Kräftigung der Schulter- und Armmuskulatur
Hinweis: Atemhinweis! Gerader Rücken!

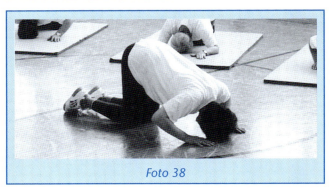

Foto 38

Rutschhalte (Foto 39)
Ziel:	Dehnung der Brustmuskulatur
Hinweis:	Die Arme müssen nicht gerade nach vorn, sondern können auch leicht geöffnet aufgesetzt werden. Die Arme bleiben gestreckt, gerader Rücken; Atemhinweis!
Variation:	• In der Rutschhalte den Schultergürtel zur Seite hinausschieben. **Ziel:** Dehnung der seitlichen Rumpfmuskulatur
Variation:	• Einen Arm zur Seite gestreckt hochführen.

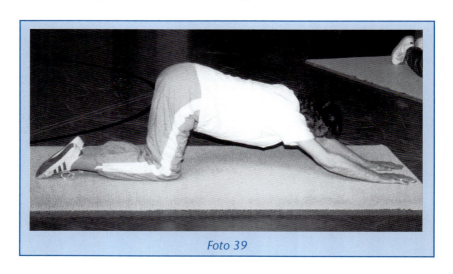

Foto 39

Gymnastik im Sitzen

Hier ist an Übungen gedacht, die im Sitzen auf dem Boden ausgeführt werden sollen. Dabei sollte immer auf Matten geübt werden. Das Hinsetzen und das Aufstehen müssen immer wieder gezielt geübt werden.

Bei Älteren eignen sich vor allem Übungen im Grätschsitz, da es in dieser Position leichter ist, das Becken aufzurichten und somit der runde Rücken eher vermieden werden kann. Zudem können zunächst die Beine gebeugt gehalten werden. Allerdings sollte zunehmend angestrebt werden, die Beine zu strecken, auch um eine gleichzeitige Dehnung der rückwärtigen Beinmuskulatur zu erreichen.

Handstütz hinter dem Körper, Beine locker hinlegen. In den Schultern hängen, dann sich herausheben

Ziel:	Atemübung; Aufrichten des Körpers
Hinweis:	Rumpf strecken und Brust vorschieben!
Variation:	Arme über die Seite in die Hochhalte führen und strecken.

Handstütz hinter dem Körper, Beine angewinkelt. Becken vor- und zurückkippen

Ziel:	Bewusstsein für Körperhaltung

Grätschsitz; Arme in Seithalte: Oberkörper drehen

Ziel:	Dehnung/Kräftigung der schrägen Bauch- und seitlichen Rumpfmuskulatur
Hinweis:	Langsam üben! Das Becken muss aufgerichtet sein! Rücken gerade halten, Bauchmuskeln anspannen; Atemhinweis! Lendenwirbelsäule wird stark belastet; Arme auf der Brust verschränken!
Variation:	• Hände re und li an den Nacken legen. • Hände re und li an den Nacken legen: re Ellbogen an das re angewinkelte Knie führen (auch diagonal: re Ellbogen ans li Knie); erst drehen, dann beugen!

Grätschsitz: Oberkörper gerade vorbeugen und halten (Foto 40)

Ziel:	Kräftigung der Rückenmuskulatur; Dehnung der Gesäß- und der rückwärtigen Beinmuskulatur
Hinweis:	Das Becken muss aufgerichtet sein; der Rücken bleibt gerade, Kopf in Verlängerung des Rückens; Arme nicht zur Hebelverlängerung einsetzen! Atemhinweis!

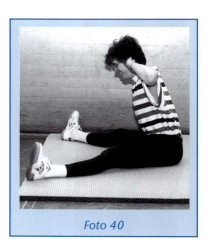

Foto 40

Gehen mit abwechselnden Anheben der Pobacken

Ziel:	Kräftigung der Gesäßmuskulatur

Päckchensitz

Beine anwinkeln und mit den Armen umfassen, Kopf auf die Knie legen (Foto 41).

Ziel:	Dehnung der Rückenmuskulatur

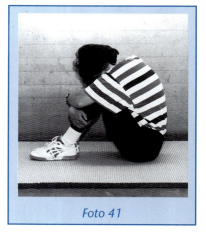

Foto 41

Beine anwinkeln, beide Knie werden mit den Händen auseinander gehalten

Beide Knie gegen den Widerstand der Hände zusammendrücken, dann auseinander ziehen.

Ziel:	Dehnung der Oberschenkelinnenseite
Hinweis:	Atemhinweis!

Gymnastik im Liegen

Übungen im Liegen sind wegen der vermehrten Blutzufuhr zum Herzen insbesondere für Teilnehmende der Herzsportgruppen sehr belastend. Daher sollte nicht zu lange im Liegen gearbeitet werden (etwa fünf Übungen hintereinander), auch wenn entscheidende Übungen der Wirbelsäulengymnastik und Rückenschule gerade im Liegen stattfinden. Übungen mit hoch gelagerten Beinen sind besonders kritisch. Sinnvoll ist eine Abwechslung mit Übungen im Sitzen oder in der Kniebank, sodass sich der Aufwand des Mattenaufbaus auch lohnt. Immer ist auf das richtige Sichhinlegen und Aufstehen zu achten (siehe unter „Aufrichten in den Sitz", S. 74).

1. Übungen in der Rückenlage

Hinweis: Wichtig ist, Übungsanweisungen und -erklärungen zu geben, bevor sich die Teilnehmenden hinlegen. Andernfalls heben die Übenden aus der Rückenlage den Kopf, um zu sehen, wie die nächste Übung ausgeführt wird. Wegen der Möglichkeit der Pressatmung ist dies zu vermeiden. Liegen die Übenden bereits, so sind die Anweisungen umso präziser zu geben. Eine eventuelle Korrektur der Teilnehmenden durch die Übungsleiterin, die durchaus herumgehen sollte, ist hier immer sinnvoll.

Hände auf den Bauch legen und die Bewegungen des Bauchs beim Atmen erspüren
Ziel: Atemübung
Hinweis: Beine anwinkeln zur Entlastung der Wirbelsäule!

Beine anwinkeln: Lendenwirbelsäule gegen den Boden drücken und wieder lösen
Ziel: Spüren, welche Muskeln angespannt werden müssen, um die Lendenwirbelsäule gegen den Boden zu drücken.
Hinweis: Bauch und Gesäß anspannen, Atemhinweis!

Beine anwinkeln: Ein Knie zur Schulter ziehen
Ziel: Dehnung der unteren Rücken-, der hinteren Oberschenkel- und der Gesäßmuskulatur

Variation:
- Das Knie zur gleichseitigen/gegenseitigen Schulter ziehen.
- Die Hände umfassen das Knie des angehobenen Beins: Erst das Knie gegen den Widerstand der Hände nach vorn drücken, dann das Knie zur Schulter ziehen.
- Die Hände umfassen den Oberschenkel des angehobenen Beins; Oberschenkel bis zur Senkrechten heben, dann das Bein strecken (Foto 42).

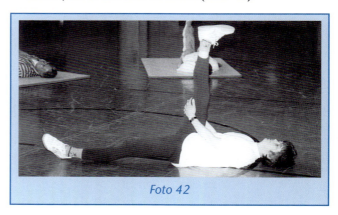

Foto 42

Angewinkelte Beine nacheinander heben, Hände fassen die Oberschenkel

Oberschenkel gegen den Zug der Hände wegdrücken, dann Beine zum Kopf ziehen und Kopf zu den Knien heben (Päckchen).

Ziel: Dehnung der Rumpfmuskulatur
Hinweis: Die Beine nacheinander anheben und wieder abstellen, da bei geschwächter Bauchmuskulatur die Gefahr besteht, ins Hohlkreuz zu gehen. Atemhinweis!

Beine anwinkeln: Knie geschlossen zur Seite kippen (Foto 43)

Ziel: Dehnung der schrägen Bauch-, der unteren Rücken- und der Gesäßmuskulatur
Hinweis: Zur Seite gestreckte Arme bleiben möglichst am Boden! Zur Gegenseite schauen!

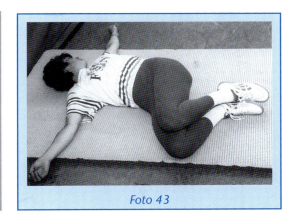

Foto 43

Re Knie über das li gestreckte Bein zum Boden führen, eventuell mit einer Hand nachdrücken (Foto 44)

Ziel: Dehnung der unteren Rücken- und der Gesäßmuskulatur
Hinweis: Schultern bleiben möglichst auf dem Boden (Dehnung der Brustmuskulatur)! Zur Gegenseite schauen!

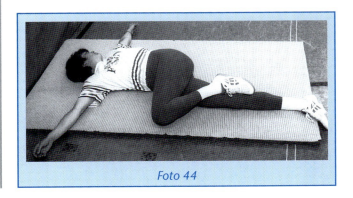

Foto 44

Beine anwinkeln und überschlagen: Unteres Bein nach außen drücken, dann dieses mit dem oberen Bein zur anderen Seite auf den Boden ziehen

Ziel: Dehnung der Gesäßmuskulatur

In Rückenlage bei angewinkelten Beinen die Arme im Bogen vom Gesäß bis hinter den Kopf führen; die Hände bleiben auf dem Boden
Ziel: | Dehnung der Schultergürtelmuskulatur

Ein Bein anwinkeln, das andere Bein gestreckt auf den Boden drücken
Ziel: | Dehnung des Iliopsoas

Beine anwinkeln, Arme seitlich ausgestreckt: Die re Hand zieht zur re Seite hinüber, der Kopf geht mit
Ziel: | Dehnung der Schultermuskulatur
Hinweis: | Das Becken bleibt fixiert!

Beine anwinkeln, Füße stehen fest auf dem Boden: Schultern, Kopf und Arme heben und die Hände zu den Knien ziehen
Ziel: | Kräftigung der Bauchmuskulatur
Hinweis: | Atemhinweis!
Variation: |
- Statisch mit Haltearbeit und dynamisch mit langsamem Auf- und Abrollen üben.
- Re, li Schulter zum gegenseitigen Knie anheben Foto 45).
- Kopf, Schultern, Arme anheben und mit einem Bein vorwärts/rückwärts Rad fahren.

Hinweis: Sehr anspruchsvoll!

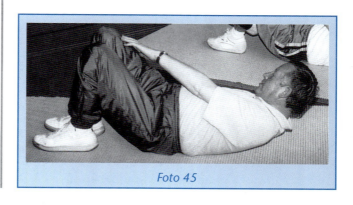

Foto 45

Beine anwinkeln
Ein Bein anheben, sodass der Oberschenkel senkrecht zum Bauch und der Unterschenkel im rechten Winkel zum Oberschenkel ist. **Versuchen, das Knie senkrecht nach oben zu heben (halber Crunch)** (Foto 46).

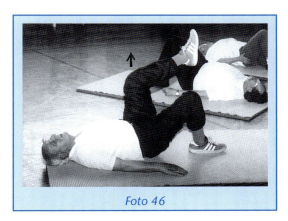
Foto 46

Ziel:	Kräftigung der Bauchmuskulatur
Hinweis:	Sehr schwierig, da sehr viel Körperkontrolle dazugehört!

Beide Beine anwinkeln und nacheinander anheben, die Knie mit den Händen umfassen
Knie drücken gegen die Hände nach oben, sodass die Lendenwirbelsäule auf den Boden gedrückt wird.

Ziel:	Kräftigung der unteren Rücken- und der Gesäßmuskulatur
Hinweis:	Beine nacheinander anheben; Atemhinweis!

Beine anwinkeln, Arme liegen neben dem Körper: Gesäß anheben, bis der Körper nur noch auf den Schultern, Armen und Füßen liegt (Foto 47)

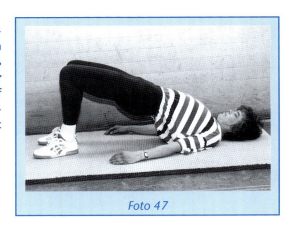
Foto 47

Ziel:	Kräftigung der Gesäß- und der rückwärtigen Beinmuskulatur
Hinweis:	Bauch und Gesäß anspannen; Atemhinweis!
Variation:	Auf die Unterarme stützen und Gesäß anheben.

Aufrichten in den Sitz
Auf die Seite rollen, oben liegende Hand (oder auch Unterarm) stützt vor dem Körper auf, seitliches Aufrichten des Oberkörpers mit Abstützen beider Arme.

2. Übungen in der Seitlage

Der Kopf liegt auf dem unteren gebeugten oder gestreckten Arm. Eventuell kann auch der Oberkörper durch den Unterarmstütz gehalten werden, dann ist die Gefahr eines Ausweichens ins Hohlkreuz aber größer. Mit der anderen Hand vor dem Körper abstützen, das untere Bein ist angewinkelt.

Das gestreckte obere Bein anheben und knapp über dem Boden halten (Foto 48)

Ziel: Kräftigung der Gesäß- und der schrägen Bauchmuskulatur
Hinweis: Atemhinweis!
Variation:
- Das gestreckte Bein heben und senken, ohne es abzulegen.
- Das angehobene Bein nach vorn anwinkeln und wieder nach unten strecken.
- Mit dem oberen, angehobenen Bein Rad fahren.

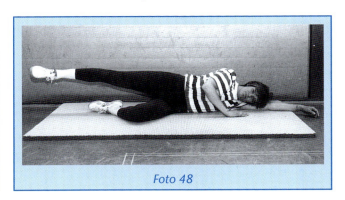

Foto 48

Das gestreckte obere Bein leicht anheben und vor- und zurückführen

Ziel: Kräftigung der Gesäß- und schrägen Bauchmuskulatur
Variation: Das obere angewinkelte Bein anheben und vor und hinter dem liegenden Bein mit der Fußspitze auf den Boden tippen.
Ziel: Dehnung des Iliopsoas

Gesäß anheben

Ziel: Kräftigung der Gesäß-, Bauch- und Rückenmuskulatur
Hinweis: Stütz auf den Unterarm; auch mit dem oberen Fuß auf dem Boden abstützen; sehr schwierig; Atemhinweis!

Päckchen- oder Embryohaltung

Ziel: Dehnung der Rückenstrecker

3. Übungen in der Bauchlage

Atemhinweis! Arm bzw. Bein nur gerade eben vom Boden abheben! Auf den Boden gucken, Stirn bleibt auf dem Boden! Bei jeder Übung Gesäß- und Bauchmuskeln anspannen, um Hohlkreuzhaltung zu vermeiden!

Die Arme liegen neben dem Körper: Gesäß- und Bauchmuskeln anspannen, dann die Schultern anheben (die Schulterblätter zur Wirbelsäule ziehen) und den Kopf leicht anheben
Ziel: Kräftigung der Schultermuskulatur

Arme leicht anheben (Foto 49)
Ziel: Kräftigung der Schulter- und Armmuskulatur
Variation:
- Einen Arm nach vorn strecken und anheben.
- Beide Arme gleichzeitig nach vorn strecken und wieder anwinkeln.
- Die Arme im Wechsel nach vorn strecken und wieder anwinkeln.
- Die Arme vor dem Kopf und hinter dem Rücken zusammenführen (Foto 50).
- Die Arme in Seithalte anwinkeln (rechter Winkel zwischen Unter- und Oberarm) und Ellbogen leicht anheben.

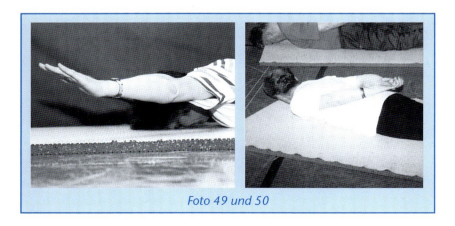

Foto 49 und 50

Ein Bein leicht anheben (gerade eben vom Boden abheben) und nach hinten strecken
Ziel: Kräftigung der Gesäß- und der rückwärtigen Beinmuskulatur
Variation: Den re Arm und das li Bein leicht anheben und nach vorn bzw. nach hinten strecken (immer diagonal üben!).

Arme liegen neben dem Körper: Oberkörper zur Seite beugen bzw. ziehen
Ziel: Kräftigung der seitlichen Rumpfmuskulatur
Variation: Oberkörper leicht anheben, dann beugen.

Arme liegen neben dem Körper: Schultern anheben und dann Schultern und Kopf nach re/li auswärts drehen
Ziel: Kräftigung der Rücken- und Schultermuskulatur

Anfersen, re Hand fasst den Rist des re Fußes: erst den Unterschenkel gegen den Widerstand der Hand wegdrücken, dann zieht die Hand den Fuß zum Gesäß
Ziel: Dehnung der vorderen Oberschenkelmuskulatur und des Iliopsoas
Variation: Auch diagonal üben: re Hand fasst den li Fuß!

Gymnastik im Gehen

Das Gehen beansprucht den ganzen Körper, die wichtigsten Muskelgruppen werden betätigt (Bein-, Gesäß-, Rumpf- und Schultergürtelmuskulatur). Somit kann es als Trainingsform der allgemeinen dynamischen Ausdauer angesehen werden und ist besonders zum Aufwärmen gut geeignet, da es viele Variationsmöglichkeiten, aber auch die Kontaktaufnahme zu Mitübenden leicht ermöglicht.

> Bei der Ausführung des Gehens ist zu achten auf:
> - Aufrechte Kopf- und Körperhaltung.
> - Lockeres Mitschwingen der Arme.
> - Lockere Haltung der Schultern.
> - Abrollen des Fußes.

Variationsmöglichkeiten ergeben sich aus:

Geschwindigkeitsveränderungen (langsam – schnell)
Variation: Gehen in verschiedenen Rhythmen: 2/2-; 3/4-; 4/4-; 6/8-Takt.
Hinweis: Häufige Rhythmuswechsel zwischen langsamen und schnellen Rhythmen erhöhen die Reaktions- und Anpassungsfähigkeit.

Verändern der Schrittlänge
(kleine – große Schritte, Gänsefüßchen, Ausfallschritte)

Richtungsänderungen (vorwärts, rückwärts, seitwärts)
Hinweis: Häufige Richtungswechsel beanspruchen die Reaktionsfähigkeit!

Weitere **Variationen** sind:

- Gehen auf Zehenspitzen.
- Gehen auf Fersen.
- Nachstellschritt vorwärts oder rückwärts ohne/mit Überkreuzen der Beine (Foto 51).

- Seitwärtsgehen mit Nachsetzen (Heranziehen) des hinteren Fußes.
- Seitwärtsgehen mit Überkreuzen der Beine vorlings und rücklings.
- Gehen mit Anfersen (Ferse zum Gesäß führen).
- Gehen mit Knieheben (Foto 52).

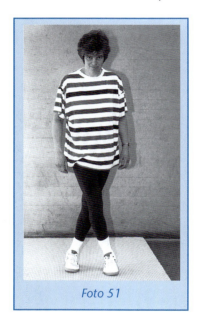

Foto 51

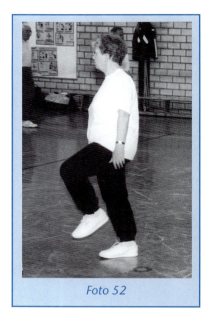

Foto 52

Variation:
- Nur bei jedem 3./5. Schritt.
- Bei jedem Schritt.
- Unter dem angehobenen Bein in die Hände klatschen.
- Storchengang: Bein hochheben und weit nach vorne aufsetzen.

- Gehen auf einer Linie mit offenen/geschlossenen Augen.
- Gehen mit gegrätschten Beinen.
- Gehen in verschiedenen Qualitäten: schwingend, steif, traurig, fröhlich, torkelnd, stolz, selbstbewusst, müde, hinkend u.a.
- Gehen im Passgang: Mit dem re Fuß schwingt auch der re Arm vor.

Weitere Variationen ergeben sich durch zusätzliche Armbewegungen.

Übungen mit dem Partner

Partnerübungen beleben die Gymnastik, sie sind beliebt, lockern die Stimmung auf, fördern den Kontakt der Teilnehmenden untereinander, fördern das kooperative Handeln, führen zu einer größeren Leistung und lenken von Beschwerden ab. Sie können fehlende Geräte ersetzen. Sie erhöhen einerseits die Freude am Üben, andererseits steigern sie die Intensität und die Unfallgefahr. Um Gefährdungen zu vermeiden, sind überlegte Übungswahl, genaue Bewegungsanweisungen und Demonstration sowie verstärkte Überwachung erforderlich.

Es sollen immer möglichst gleich große und schwere Partner zusammen üben. Die Kombination von zwei ungeschickten Partnern ist zu vermeiden. Mit Partnerübungen kann man oft mehr an Mobilisation, Koordination und Körperwahrnehmung erreichen und damit die Übungen effektiver und interessanter gestalten. Die Verletzungsgefahr wird allerdings erhöht, die Gefahr der Überlastung durch Ehrgeiz und Freude ist gegeben.

Partnerübungen lassen sich nach Funktion der Partner einteilen in:
- Aktive Partnerübungen: Beide arbeiten mit gleich großem Arbeitseinsatz.
- Passive Partnerübungen mit Widerstand: Der eine Partner leistet dem anderen angemessenen Widerstand.
- Partnerübungen, in denen der Partner als Hilfe (Stütze), zur Erleichterung oder Erschwerung oder auch zur Korrektur der Bewegung eingesetzt wird.

Siehe auch die Partnerübungen in den jeweiligen Kapiteln!

1. Übungen im Stand

Spiegelbewegungen
Die Partner stehen mit dem Gesicht zueinander, Partner A macht eine Bewegung, die Partner B spiegelbildlich nachmacht.

Die Partner stehen sich gegenüber: Partner A macht eine Bewegung, die Partner B genau seitengleich nachmacht (nicht spiegelbildlich)

Partner A ist eine Statue, die sich von Partner B verformen lässt
(Foto 53)
| Ziel: | Körperwahrnehmung |
| Hinweis: | Die Verformung erfolgt durch direkten Körperkontakt. |

Partner A ist eine Marionette, deren Gelenke an Fäden hängen: Partner B bewegt die Fäden
| Ziel: | Körperwahrnehmung |
| Hinweis: | Die Verformung erfolgt ohne Körperkontakt! |

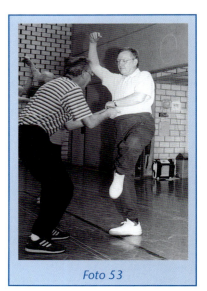
Foto 53

Partner als sich abstoßende Magneten
Partner B bewegt sich so, als ob er durch die Bewegungen des Partners A langsam weggestoßen würde.
| Variation: | • Im Stehen.
• In der Fortbewegung. |

Massageübungen
Ausstreichen; Klopfen mit Fingern, mit den Handkanten; Schreiben von Zahlen oder Buchstaben auf den Rücken; Berühren verschiedener Körperstellen.
| Ziel: | Körperwahrnehmung, Entspannung |

Die Partner stehen einander gegenüber, Beidhandfassung

Schwingen der Arme
Ziel:	Mobilisation in den Schultergelenken, Koordination
Hinweis:	Beinarbeit beachten! Auf weiträumige Schwünge achten!
Variation:	• Nach re, li schwingen.

- Vor- und zurückschwingen (sägen).
- Die Arme der einen Seite schwingen über die gegenseitigen Arme (Mühlschwung) (Foto 54).

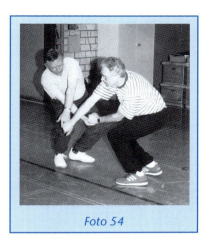
Foto 54

Die Handflächen werden gegeneinander gelegt und gegeneinander gedrückt
Ziel: Kräftigung der Schultergürtelmuskulatur
Hinweis: Nicht zu viel Kraft aufwenden, sondern stabiles Gleichgewicht erreichen! Atemhinweis!

Die Handflächen werden gegeneinander gelegt: Hände gemeinsam kreisen
Ziel: Anpassung an den Partner

Beide Partner beugen die Beine bis max. zum 90°-Winkel in den Knien (Foto 55)
Ziel: Kräftigung der Oberschenkelmuskulatur
Hinweis: Atemhinweis! Arme gebeugt halten! Rücken bleibt gerade!

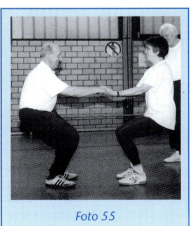
Foto 55

Partner stehen nebeneinander und fassen sich an (nur Innenhandfassung) Arme mit dem äußeren Bein nacheinander übersteigen, dann das innere Bein nachziehen

Ziel:	Koordination
Hinweis:	In der Kniebeuge arbeiten, nicht den Oberkörper so tief beugen!
	Diese Übung ist für Ältere sehr schwer, da meist die Flexibilität schon zu weit eingeschränkt ist. Es besteht erhöhte Stolpergefahr!

Partner stehen Rücken an Rücken, Handfassung

Arme langsam in die Seithalte, schräge Hochhalte heben, halten und wieder senken.

Arme in Seithalte, Handfassung: Arme nach außen ziehen
(Foto 56)

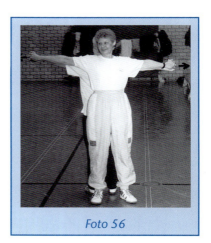

Foto 56

Arme in Seithalte, Handfassung: Beide ziehen gleichzeitig die Arme zu sich nach vorn

Ziel:	Kräftigung der Brustmuskulatur
Hinweis:	Passive Dehnung, auf die Reaktion des Partners achten! Atemhinweis! Gesundheitshaltung!
Variation:	• Partner A zieht die Arme von Partner B zu sich.
	• Beide Partner gehen einen Schritt vor, Handfassung bleibt bestehen.

Partner stehen hintereinander: Partner A hält seine Hände am Nacken, Partner B hält die Ellbogen des Partners A

Ziel:

Hinweis:
Variation:

Kräftigung der Brustmuskulatur
Atemhinweis!
- Partner A zieht die Ellbogen gegen den Zug des Partners nach vorn (Foto 57).

Ziel: Kräftigung der Brustmuskulatur
- Partner A drückt die Ellbogen gegen den Druck des Partners nach hinten.

Ziel: Kräftigung der oberen Schultermuskulatur

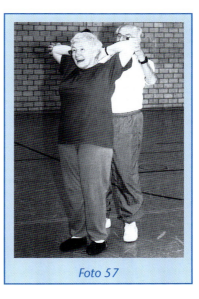

Foto 57

2. Übungen in der Fortbewegung

Partner A führt Partner B, der geschlossene Augen hat, durch den Raum

Hinweis: Erst mit offenen Augen beginnen, um eine Vertrauensbasis zu schaffen.

Variation:
- Nebeneinander hergehen; mit Handfassung, ohne Handfassung.
- Hintereinander hergehen; mit Schulterfassung.
- Hintereinander hergehen; ohne Schulterfassung, durch Antippen auf die re, li Schulter wird die Richtung angegeben.

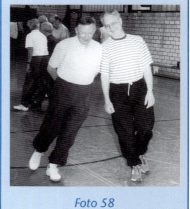

Foto 58

Partner gehen eingehakt durch den Raum

Variation: Partner lehnen zwar die Schultern aneinander, fassen sich aber nicht mehr an (Foto 58).

Partner gehen Rücken an Rücken mit Einhaken oder Handfassung durch den Raum

Variation: Ohne Handfassung/Einhaken wird es schwieriger und die Partner müssen sich deutlicher verständigen (Foto 59).

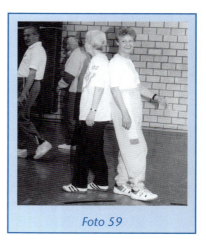

Foto 59

Partner haken umgekehrt ein (einer geht rückwärts, der andere vorwärts) und gehen durch den Raum (Foto 60)

Partner gehen dicht hintereinander her im Gleichschritt

Hintereinander hergehen: Nachfolger macht die Bewegungen des Vordermanns nach

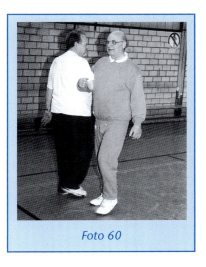

Foto 60

IV.2 Variationsmöglichkeiten in der Funktionsgymnastik mit Geräten

Übungen mit dem Ball

Übungen mit dem Ball fördern die Entwicklung der allgemeinen Bewegungskoordination, insbesondere des Anpassungs- und des Reaktionsvermögens. Außerdem kann der Ball als Gerät (speziell der Gymnastikball) aufgrund seiner hohen Eigenbeweglichkeit enorme Anforderungen an das Leistungsvermögen des Herz-Kreislauf-Systems stellen. Meist sind Ballübungen spielerisch stark motivierend.

Durch den hohen Aufforderungscharakter und den schnell entstehenden Spieleifer wird die eigentliche Belastung oft verdeckt, die Gefahr der Überforderung ist schnell gegeben.

Bei Wurf- und Fangübungen ist die Gefahr von Prellungen und Verstauchungen relativ groß. Daher sollte gegebenenfalls auf weichere Bälle zurückgegriffen werden: Gymnastikbälle eignen sich gut, teilweise können sie durch Schaumstoffbälle ersetzt werden, deren Flug- und Prelleigenschaften allerdings oft weniger gut sind. Volleybälle sind für viele ältere Teilnehmer zu hart, werden aber da benutzt, wo es um die Vorbereitung entsprechender Spiele geht (Prellball, Ball über die Schnur, Volleyball u.Ä.). Ansonsten können ganz verschiedene Bälle benutzt werden: Gymnastikball, Tennisball, Schaumstoffbälle in verschiedenen Größen und Härtegraden, Tischtennisball, Igelball, kleine Flummis, Jonglierbälle u.a.

Der *Medizinball* lässt sich gut zur allgemeinen Körperschulung einsetzen. Er ist besonders geeignet für Dehn-, Kräftigungs- und Gewandtheitsübungen. Auch als Hindernis lässt er sich ganz gut verwenden. Übungen mit dem Medizinball belasten den Bewegungsapparat teilweise in stärkerem Maße, als entsprechende Übungen mit dem Gymnastikball es tun.

Die Gefahr hinsichtlich Pressatmung, Prellungen oder Verstauchungen ist allerdings in hohem Maße gegeben. Daher ist der Einsatz des Medizinballs im Herz- und Alterssport sehr wohl zu bedenken.

Wird in einer Trainings-/Übungseinheit „Gymnastik mit dem Ball" durchgeführt, so sollten stets folgende Grundsätze Beachtung finden:

- Rollt der Ball einmal fort, ruhig hinterhergehen, nicht laufen!

- Auf die anderen Teilnehmer achten! Sowohl beim Werfen als auch beim Wiederholen des Balls!

- Beim Aufheben des Balls bitte immer in die Hocke gehen und sich ruhig ein bisschen Zeit lassen!

1. Den Ball prellen

Prellen mit der re, li Hand im Stand
Variation:
- Abwechselnd mit re und li Hand.
- Mit beiden Händen gleichzeitig.
- Mit je einem Ball in jeder Hand gleichzeitig (synchron oder versetzt) prellen.

Prellen in unterschiedlichen Höhen
Variation: Zwischendurch in die Hände klatschen.

Prellen mit der Handfläche, dem Handrücken, der Hand-Außenkante, der Faust, dem Ellbogen
Variation:
- Die oben genannten Übungen in der Fortbewegung ausführen: gehen, laufen, rückwärts gehen, seitwärts gehen, seitwärts laufen.
- Im Gehen synchron (Passgang) prellen: re Bein vorn, re prellen.
- Die genannten Übungen im Sitzen auf dem Hocker, kleinen Kasten ausführen.

Spielform: Kreisaufstellung der Gruppe, der Ball wird rechts-/linksherum im Kreis prellend weitergegeben, erst mit fangen, dann direkt weiterprellen. Mit einem Ball beginnen und gegebenenfalls steigern, bis maximal jeder Zweite einen Ball hat.

Im Stand: den Ball von weit re nach weit li prellen
(Grafik 2)

Hinweis:	In den Beinen mitgehen!
Variation:	• Jeweils mit einer Hand. • Mit Handwechsel vor dem Körper.

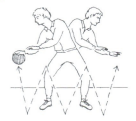

Grafik 2

Den Ball um den Körper herumprellen; mit Handwechsel; rechts-/linksherum

Hinweis: Gesundheitshaltung!

Den Ball mit der re Hand von hinten unter dem re gehobenen Bein herprellen. Die li Hand nimmt den Ball auf und übergibt ihn dann wieder in die re Hand (Grafik 3)

Hinweis:	Das Bein immer wieder absetzen!
Variation:	Unter dem angehobenen Bein hin- und herprellen (schwierig, Atemhinweis!).

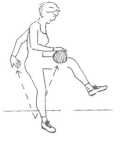

Grafik 3

Den Ball unter den gegrätschten Beinen hindurchprellen

Hinweis:	Gesundheitshaltung!
Variation:	• Von vorne nach hinten prellen und wieder nach vorn reichen. • Von hinten nach vorne prellen und dann nach hinten reichen. • In Achterkreisen um die Beine herumprellen (Grafik 4).

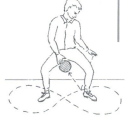

Den Ball fallen lassen und das re, li Bein locker darüber schwingen

Grafik 4

2. Den Ball werfen und fangen

Vor dem Körper den Ball von re nach li werfen bei geringem Handabstand
Variation: Den Abstand der Hände vergrößern.

Den Ball vorhoch werfen und fangen
Variation:
- Werfen mit beiden Händen; mit beiden Händen oder mit einer Hand fangen (re oder li).
- Werfen mit einer Hand (re, li); mit beiden Händen oder mit einer Hand fangen (re oder li).

Den Ball in unterschiedliche Höhen werfen
Hinweis: Schwindelgefahr! Den Kopf nicht zu stark in den Nacken beugen! Je höher der Ball geworfen wird, desto stärker wird der Kopf in den Nacken genommen, um dem Ball hinterherzusehen. Abhilfe durch geringere Wiederholungszahl, niedrigere Wurfhöhen, durch Zwischenschalten einer anderen Übung (z.B. prellen) oder durch die genannten Variationen.
Variation:
- Zwischendurch in die Hände klatschen.
- Auffangen erst nach Auf ticken auf den Boden.

Den Ball vorhoch werfen und hinter dem Körper auffangen
Hinweis: Zuerst mit einem sehr weichen Ball oder einem Sandsäckchen üben; je niedriger geworfen wird, umso leichter.

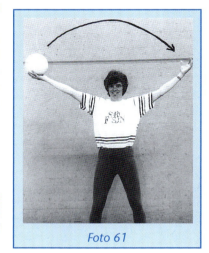

Foto 61

Mit der re Hand aus der Seithalte den Ball über den Kopf nach li werfen, mit der li Hand in der Seithalte fangen (Foto 61)

Hinweis:	Zuerst den Ball über dem Kopf übergeben, später immer größere Distanzen zwischen den Händen wählen und werfen.
Variation:	• Ball von re nach li über den Kopf werfen und hinter dem Rücken von Hand zu Hand rollen.

Die oben genannten Übungen im Gehen, vorwärts, rückwärts, seitwärts ausführen!

Aus der Seithalte re den Ball hochwerfen und nach Drehen des Arms (um 360°) den Ball mit der re Handfläche wieder fangen (Foto 62)

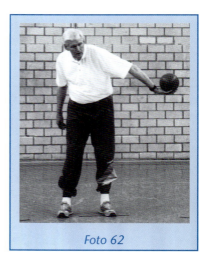

Foto 62

Hinweis:	Schwierige Übung, erfordert eine gute Flexibilität im Schultergürtel.
Variation:	Den Ball mit dem Handrücken auffangen (nach 180°-Drehung).

Den Ball mit der re Hand von hinten unter dem re Bein her vorhoch werfen und mit beiden Händen oder einer Hand (re, li) fangen (Foto 63)

Den Ball mit der re Hand unter dem li Bein (von innen nach außen) vorhoch werfen und mit beiden oder einer Hand fangen

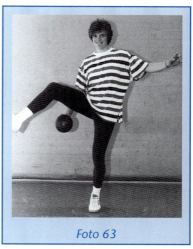

Foto 63

Den Ball mit beiden Händen vom Rücken aus über den Kopf hochwerfen und vorne fangen (Grafik 5)

Hinweis: Den Oberkörper möglichst aufrecht halten; den Schwung aus den Armen holen!

Variation: Abwechselnd in unterschiedlichen Rhythmen prellen und werfen.

Spielform:
- Kreisaufstellung der Gruppe (Innenstirnkreis, Außenstirnkreis), zwei Bälle: Ein Ball wird nach re, li werfend weitergegeben, der andere prellend in die gleiche Richtung.
- Dito, der zweite Ball wird in Gegenrichtung geprellt.
- Innen-, Außenstirnkreis, zunächst ein Ball: Von re über den Kopf in die re Hand des linken Partners werfen.
- Innen-, Außenstirnkreis, zunächst ein Ball: Jeder macht einen großen vertikalen Kreisschwung vor dem Körper im Uhrzeigersinn, bevor er den Ball ebenfalls im Uhrzeigersinn weitergibt.
- Flankenkreis (Schulter zur Mitte): Ball senkrecht hochwerfen, ein paar Schritte vorgehen, der Hintermann geht ebenfalls vor und fängt den Ball.
- Innenstirnkreis: Jonglieren des Balls in bestimmtem Muster durch den Kreis, wobei jeder Teilnehmer den Ball nur einmal berühren sollte: Der Ball wird bei jedem Spieldurchgang auf demselben Weg durch den Kreis geworfen.

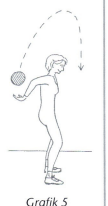

Grafik 5

3. Den Ball um den Körper kreisen

Die Übungen lassen sich nicht nur im Stand, sondern weitgehend auch im Sitzen auf dem Boden, auf dem Hocker, auf dem kleinen Kasten oder der Bank durchführen (siehe auch unter „Übungen auf dem kleinen Kasten", S. 185ff.).

Variation:
- Eng oder in weiteren Kreisen um den Körper kreisen.
- Um die Hüfte kreisen.
- Um den Bauch kreisen (Foto 64).
- Um die Brust kreisen.
- Um den Kopf kreisen.
- Im Schlussstand um die Beine kreisen (Beine dabei beugen).

Hinweis: Gesundheitshaltung!

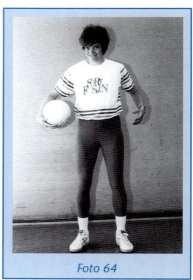

Foto 64

Im Grätschstand den Ball in Achterkreisen um die Beine reichen
Hinweis: Gesundheitshaltung!

Den Ball abwechselnd von hinten unter dem re, li gehobenen Bein nach vorne reichen und in die andere Hand übergeben (Achterkreise)

Die Arme schwingen mit dem Ball in der Hand
Variation:
- Vor- und zurückschwingen an der Körperseite, der Ball wird in einer Hand oder in beiden Händen gehalten.

- Der Ball wird abwechselnd an der re, li Körperseite in einer Hand vor- und zurückgeschwungen: Übergabe des Balls vorne.
- Der Ball umkreist den Körper: Armschwünge vor oder zurück an der Körperseite mit Handwechsel vor und hinter dem Körper.
- Vor dem Körper seitwärts schwingen, mit Ballübergabe (Handwechsel) vor dem Körper (Foto 65).
- Der Ball umkreist den Körper: Armschwünge seitwärts vor und hinter dem Körper mit Handwechsel vor und hinter dem Körper.
- Den Ball mit beiden Händen vor dem Körper in Form einer stehenden oder liegenden Acht schwingen (Grafik 6).

Hinweis: Die Übungen möglichst dynamisch ausführen und auf die Beinarbeit achten!

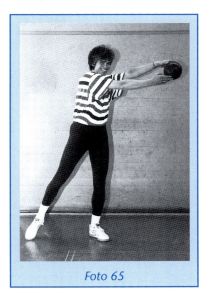

Grafik 6

Foto 65

4. Den Ball mit den Händen rollen, im Sitzen auf dem Boden, auch im Fersensitz

Im Sitzen mit angewinkelten Beinen: Den Ball mit einer Hand auf dem Boden weit zur re, li Seite rollen
Hinweis: Der Oberkörper bleibt gerade! Die Hand bleibt immer am Ball!

Im Sitzen mit angewinkelten Beinen: Den Ball auf dem Boden um das Gesäß herumrollen unter den angewinkelten Beinen her; rechts-/linksherum

Im Sitzen mit angewinkelten Beinen: Den Ball auf dem Boden um Füße und Gesäß herumrollen; rechts-/linksherum; enge, weite Kreise
Hinweis: Der Oberkörper darf mitgedreht werden, das Gesäß bleibt aber fixiert.
Variation: Den Ball in Achterkreisen um Füße und Gesäß rollen.

Den Ball um den Bauch herumrollen; rechts-/linksherum.
Hinweis: Der Ball hat die ganze Zeit Berührung mit dem Körper.

Den Ball über die ausgestreckten Beine von der Hüfte in Richtung Füße und zurückrollen, die Hände bleiben am Ball
Hinweis: Der Oberkörper bleibt gerade!
Variation:
- Den Ball von der Hüfte zu den Füßen rollen lassen, mit den Füßen auffangen (Fersen ein wenig öffnen, dann lässt sich der Ball leichter stoppen).
- Beide Füße anheben, den Ball zurückrollen lassen (sehr schwierig! Abstützen mit den Händen hinter dem Körper, Bauchmuskeln anspannen! Atmen nicht vergessen!).
- Mit schwunghaftem Anheben der Füße den Ball zurückwerfen (Sehr schwierig! Beine ruhig ein wenig anwinkeln! Kurzfristig abstützen hinter dem Körper! Atemhinweis!).

Den Ball über den re, li Arm rollen lassen, von der Hand zur Schulter

Hinweis: Diese Übungen lassen sich auch im Stand durchführen.
Variation: Den Ball von der re Hand über die Schulter und das Brustbein zur li Hand rollen lassen.

5. Den Ball mit dem Fuß rollen

Im Stand: Den Ball mit einem Fuß vor- und zurückrollen

Hinweis: Eventuell auf einen Partner stützen!
Variation:
- Zur Seite rollen und wieder zurück (Foto 66).
- Um den anderen Fuß herumrollen.
- Mit dem Ball bestimmte Figuren malen (z.B. Kreise).

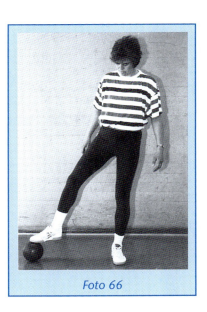

Foto 66

Im Gehen den Ball mit dem re, li Fuß führen

6. Den Ball balancieren

Variation:
- Auf dem Handrücken, auf ausgestreckter Handfläche.
- Auf dem Zeigefinger.
- Auf dem Ellbogen.
- Im Nacken.
- Auf dem Fuß.

Den Ball auf einer Hand unter dem gleichseitigen Arm hindurch nach hinten außen führen (der Arm wird einwärts gedreht); dann wieder zurück

Variation: Statt ihn unter dem Arm wieder zurückzuführen, hochwerfen; Arm zurückdrehen und den Ball mit der gleichen Hand auffangen.

Den Ball auf dem Kopf balancieren, dabei ruhig mit den Händen festhalten

Hinweis: Auf aufrechte Körperhaltung achten!
Variation: Oberkörper dabei drehen.

7. Kräftigungsübungen mit dem Ball

Sitz: Beine nacheinander von re nach li über den ruhenden Ball heben.
Ziel: Kräftigung der Bauchmuskulatur
Hinweis: Atemhinweis! Mit den Händen hinter dem Körper abstützen!
Variation:
- Die Beine gleichzeitig über den Ball heben.
- Nur ein Bein über den Ball heben und wieder zurückführen.

Sitz: Den Ball mit den Füßen vor- und zurückrollen.
Ziel: Kräftigung der Bauchmuskulatur
Hinweis: Atemhinweis! Mit den Händen hinter dem Körper abstützen!
Variation: Den Ball schräg nach re und li rollen.

Bauchlage: Den Ball mit der re, li Hand in großem Radius vor dem Körper hin- und herrollen.
Ziel: Kräftigung der oberen Rücken- und Schultermuskulatur
Hinweis: Blick zum Boden, Kopf nicht in den Nacken nehmen! Kopf darf auf dem Boden liegen bleiben oder nur leicht vom Boden lösen! Während die li Hand übt, die rechte gestreckt nach vorn auf den Boden legen! Atemhinweis!
Variation: Den Ball mit beiden Händen vor- und zurückrollen.

Kniebank
Den Ball mit der re Hand unter dem Körper hindurchrollen, vor dem li Arm wieder übernehmen und in weitem Bogen nach re rollen; Seitenwechsel (Foto 67).
Ziel: Kräftigung der Schultermuskulatur

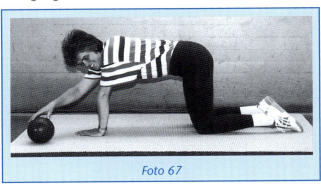

Foto 67

Kniebank, Stütz auf den Ball mit beiden Händen

Den Ball langsam weit nach vorn rollen bis in die Rutschhalte (Foto 68).

Ziel:	Kräftigung der Rückenmuskulatur; Dehnung der Brustmuskulatur
Hinweis:	Bauch und Gesäß anspannen, Atemhinweis!
Variation:	Den Ball schräg nach vorn rollen.

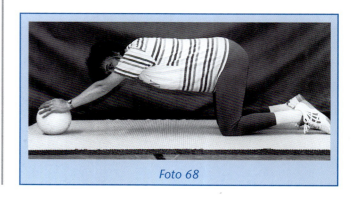

Foto 68

Übungen mit dem Ball und einem Partner

1. Den Ball werfen

(Aufstellung einander gegenüber, Abstand 5-7 m)

Ball im Bogenwurf werfen mit re, li (Unterhandwurf); der Partner fängt mit beiden oder mit einer Hand

Ball mit beiden Händen passen (Druckpass), beidhändig fangen

Ball mit beiden Händen über den Kopf nach vorn zum Partner werfen (Fußballeinwurf)
(Foto 69)

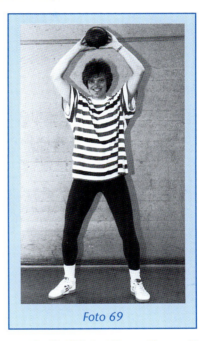

Foto 69

Ball mit re, li Hand werfen (Kernwurf); beidhändig, mit re, li Hand fangen
Hinweis: Nicht zu fest werfen! Nur bei Geübten! Vorsichtshalber einen weicheren Ball verwenden!

Ball stoßen mit re, li Hand (Kugelstoß)
Hinweis: Atemhinweis!

Ball mit der re Hand unter dem angehobenen li Bein herwerfen (von innen nach außen); beidhändig fangen

Ball mit der re Hand von hinten unter dem angehobenen re Bein herwerfen (von außen nach innen); beidhändig fangen
(Foto 70)

Variation: Haben beide Partner jeweils einen Ball, die Bälle so einander zuwerfen, dass sie sich in der Luft treffen.

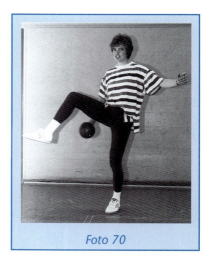

Foto 70

Ball mit beiden Händen vom Rücken aus über den Kopf nach vorn zum Partner werfen (siehe Grafik 5, S. 93)

Hinweis: Geringeren Abstand wählen! Atemhinweis! Den Oberkörper nicht zu stark beugen, aus den Armen heraus werfen!

Werfender steht mit dem Rücken zum Partner: beidhändig zwischen den Beinen hindurch nach hinten zum Partner werfen
(Foto 71)

Hinweis: Oberkörper nicht zu tief beugen, nicht unter den Beinen hergucken! Nach jedem Wurf aufrichten und zum Partner umdrehen, um den nächsten Ball wieder aufzufangen!

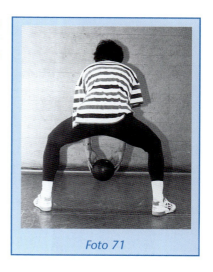

Foto 71

Werfender steht mit dem Rücken zum Partner: Beidhändig über den Kopf nach hinten zum Partner werfen

Hinweis: Nicht den Kopf in den Nacken nehmen! Nach dem Werfen umdrehen!

Werfender steht mit der re, li Seite zum Partner: Ball mit re, li Hand hinter dem Rücken her zum Partner werfen

Hinweis: Gesundheitshaltung!

Werfender steht mit der re, li Seite zum Partner: Ball mit re, li Hand über den Kopf zum Partner werfen

Ball zuprellen (Bodenpass), beidhändig, re, li; beidhändig, re, li fangen

Variation:
- Statt zu fangen, sofort zurückprellen!
- Mit der Faust prellen (Prellballspiel).

2. Den Ball rollen

(Aufstellung einander gegenüber, Abstand 5-7 m)

Ball mit re, li Hand rollen (kegeln); Aufnahme mit re, li Hand
Hinweis: Beim Rollen und Aufnehmen in die Knie gehen!
Variation: Durch die gegrätschten Beine des Partners rollen.

Ball von hinten zwischen den Beinen durch zum Partner rollen
Hinweis: Gesundheitshaltung! Oberkörper nicht nach hinten beugen!

Mit dem Rücken zum Partner: Den Ball beidhändig zwischen den Beinen hindurch nach hinten zum Partner rollen
Variation: Durch die eigenen gegrätschten und die gegrätschten Beine des Partners rollen.

Den Ball mit dem re, li Fuß zum Partner rollen, stoßen (Innenseitstoß); Stoppen mit dem re, li Fuß

Mit dem Rücken zum Partner: Den Ball rückwärts mit dem Fuß wegrollen
Spielform: Kreisaufstellung der ganzen Gruppe: Je zwei Partner stehen sich im Kreis gegenüber und werfen, rollen sich ein oder zwei Bälle zu.
Variation: Werden die vorgenannten Partnerübungen zu dritt oder mehreren durchgeführt, kann auch die Ausdauer gefördert werden: Nach jeder Ballabgabe erfolgt ein Platzwechsel zum gegenüberstehenden Partner durch Gehen oder Laufen.

3. Partnerübungen in der Fortbewegung

Aufstellung einander gegenüber: Gehen oder zum Platz des Partners laufen. Dabei den Ball bis zur Mitte mit dem Fuß führen und dort an den entgegenkommenden Partner abgeben; ohne Ball weiterlaufen bis zur anderen Seite; umkehren, um den Ball wieder in der Mitte in Empfang zu nehmen.

Variation: Den Ball dribbeln.

In der Fortbewegung ständiger Ballwechsel durch Prellen oder Zuwerfen

Variation:
- Nebeneinander vorwärts gehen, laufen.
- Einander gegenüber seitwärts gehen, seitwärts laufen.
- Prellen mit und ohne Auffangen (fortgesetztes Dribbeln).

Ball zwischen den Köpfen transportieren

(Schulter an Schulter oder Gesichter zueinander), zwischen den Schultern, Rücken, Hüften, auf den Handrücken bei Handfassung.

4. Partnerübungen im Stand, in der Kniebank oder im Sitzen

Die Partner stehen Rücken an Rücken: Partner A reicht den Ball nach Rumpfdrehen an Partner B weiter, der Ball wird mit beiden Händen gehalten

Hinweis:	Langsam drehen! Gesundheitshaltung!
Variation:	• Im Kreis weiterreichen.
	• Im Achterkreis weiterreichen.
	• Mit Richtungswechsel (rechts-/linksherum).
	• Im Kreis um beide Partner herumprellen mit Ballübergabe.
	• Im Kreis um beide Partner herum den Ball mit dem Fuß führen.

Partner stehen frontal zueinander mit Beidhandfassung

Den Ball über die gestreckten Arme hin- und herrollen lassen

Der Ball liegt auf den Armen: den Ball gemeinsam mit den Armen hochwerfen und wieder fangen

Hinweis:	Hier eignet sich eher ein Softball!

Der Ball liegt auf den Armen: Den Ball fallen lassen und wieder auffangen

Variation:	Die Gruppe steht in einer Reihe hintereinander, jeweils die Hände auf den Schultern des Vordermanns; auf den Armen wird jeweils ein Ball transportiert; die Schlange setzt sich in Bewegung – kein Ball fällt hinunter!

Partner A in der Kniebank; Partner B steht daneben und lässt den Ball an verschiedenen Abschnitten der Wirbelsäule herunterfallen (aus 30-50 cm Höhe); Partner A versucht, durch Bewegung des entsprechenden WS-Abschnitts, den Ball hochzuprellen

Ziel:	Flexibilität der Wirbelsäule, Körperwahrnehmung
Hinweis:	Wirbelsäule nicht durchhängen lassen!

Im Sitzen den Ball mit den Füßen einander zurollen

Hinweis:	Atemhinweis! Mit den Händen abstützen!

5. Übungen mit zwei Bällen und Partner

Alle unter 1. und 2. genannten Übungen lassen sich mit zwei Bällen durchführen, wobei jeder einen Ball hat. Dadurch werden die Übungen anstrengender, die Wartezeiten stark verkürzt.

Weitere Übungen ergeben sich dadurch, dass ein Partner mit zwei Bällen gleichzeitig arbeiten muss. Dies erfordert eine stärkere Konzentration und stellt eine höhere Koordinationsleistung dar. Ziel ist, beide Geräte möglichst zeitgleich und parallel zu bewegen, wobei zunächst die Geräte auch immer erst nacheinander in Bewegung gesetzt werden dürfen. Auch die Anforderungen für den Fänger erhöhen sich durch die Aufgabe, beide Geräte einzufangen.

Jeder hat seinen eigenen Ball: Beide Partner prellen ihren eigenen Ball synchron zum Partner

Jeder hat seinen eigenen Ball: Beide Partner werfen und fangen ihren eigenen Ball synchron zum Partner

Partner A hat in jeder Hand einen Ball
Abstand der Partner je nach Fähigkeit: je näher, desto leichter

Beide Bälle gleichzeitig dem Partner zurollen

Beide Bälle gleichzeitig dem Partner zuwerfen im Bogenwurf (Unterhandwurf)

Mit der re Hand im Bogen werfen (Unterhandwurf), mit der li Hand den Ball gleichzeitig rollen; Seitenwechsel
(Grafik 7)

Hinweis: Erst nacheinander üben!

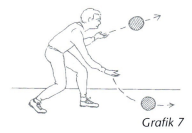

Grafik 7

Re Hand wirft im Bogenwurf, li im Kernwurf; Seitenwechsel

Re Hand wirft im Bogenwurf, re Fuß stößt (Innenseitstoß); Seitenwechsel
Variation:
- Re Hand wirft, li Fuß stößt.
- Weitere Wurftechniken für die re Hand.

Re Hand rollt, re Fuß stößt; Seitenwechsel

Re Hand wirft unter re Bein her, li Hand wirft normal; Seitenwechsel

Beide Bälle gleichzeitig zuprellen (Bodenpass)

Übungen mit dem Reifen

Das Üben mit dem Reifen fördert die Koordination und die Flexibilität, ebenso können Reize zur Ausdauerschulung gesetzt werden. Durch die Möglichkeiten des Schwingens, Kreisens, Drehens, Zwirbelns, Rollens, Werfens und Fangens sowie des Über- und Hindurchwindens vereinigt er viele Bewegungsformen.

1. Schwingen des Reifens

Den Reifen an der re, li Seite (sagittal) vor- und zurückschwingen

Hinweis: Auf die Beinarbeit achten!

Variation:
- Abwechselnd an der re und li Seite schwingen mit Handwechsel vorne.
- Abwechselnd an der re und li Seite schwingen mit Handwechsel hinten.
- Um den Körper herumschwingen (sagittal), indem jeweils vorne und hinten gewechselt wird; mit Richtungswechsel (Grafik 8).
- Mit re von hinten unter dem re angehobenen Bein herschwingen mit Handwechsel unter dem Bein.
- Achterschwünge: Abwechselnd auf der re und li Seite von re oben nach li unten in Kreisen schwingen (Foto 72).

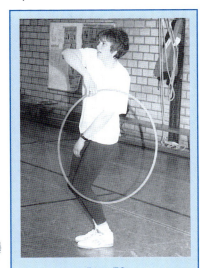

Foto 72

Grafik 8

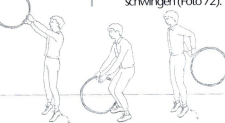

Seitwärts schwingen (Reifen ist vertikal) mit re, li Hand, ohne und mit Handwechsel

Hinweis:	Der ganze Körper geht mit!
Variation:	• Vor dem Körper.
	• Hinter dem Körper, Handwechsel hinter dem Rücken (Grafik 9).
	• Um den Körper herumschwingen. Seitwärts vor und hinter dem Körper schwingen mit Übergabe vor und hinter dem Körper.

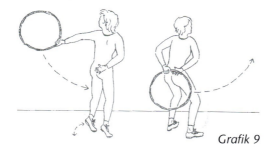

Grafik 9

Achterschwünge horizontal: Vor dem Körper und über dem Kopf

Hinweis:	In den Knien beugen beim Schwung vor dem Körper!

2. Kreiseln des Reifens

Den Reifen um die Hand, um den Unterarm kreiseln (Foto 73)

Variation:
- Vorwärts, rückwärts.
- Im Stand, beim Gehen.
- Vor dem Körper; rechts-/linksherum.
- Vor dem Körper mit Handwechsel.
- Horizontal über dem Kopf (Foto 74).
- Horizontal um den Bauch herum mit Handwechsel.
- Hula-Hoop (nicht unbedingt rückengerecht!).

Hinweis: Bei marcumarisierten Teilnehmenden ist die Gefahr von blauen Flecken (Hämatomen) gegeben! Daher nicht zu lange an derselben Stelle kreiseln lassen! Zur besseren Führung des Reifens in der Hand bietet sich das stete Zugreifen an (richtige Technik!).

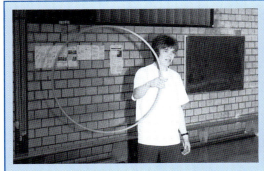
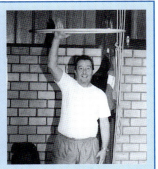

Foto 73 und 74

3. Werfen und Fangen des Reifens

Den Reifen an der re, li Seite vorhoch werfen aus dem Schwingen oder Kreiseln heraus; mit re, li oder gegengleich fangen

Den Reifen vor dem Körper hochwerfen aus dem Seitwärtsschwingen oder Kreiseln heraus

Hinweis: Kopf nicht überstrecken!
Variation: Zwischendurch in die Hände klatschen.

4. Zwirbeln des Reifens auf dem Boden

Rechts-/linksherum zwirbeln

Zwirbeln mit Nachfassen, sodass der Reifen in Bewegung bleibt

Variation:
- Die Gruppe steht im Kreis, alle zwirbeln gleichzeitig und setzen sich dann in eine bestimmte Richtung in Bewegung. Jeder hat die Aufgabe, alle Reifen durch Nachzwirbeln in Bewegung zu halten.
- Die Gruppe steht im Kreis, alle zwirbeln gleichzeitig und wechseln dann den Platz um eine angegebene Zahl von Positionen in eine bestimmte Richtung. Dabei wird immer außen herumgegangen. Ziel ist es, rechtzeitig am vorgesehenen Reifen anzukommen, bevor dieser hinfällt.

Zwirbeln, dann um den Reifen herumlaufen

Zwirbeln, dann re, li Bein darüber schwingen

Hinweis: Sinnvoll nur bei kleineren Reifen oder bei genügend großen Teilnehmenden!

Zwirbeln, dann einsteigen in den Reifen, kurz bevor er zu Boden fällt, aber dennoch so früh wie möglich (Foto 75)

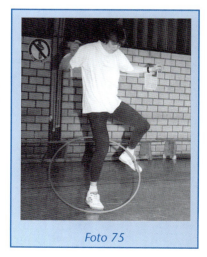

Foto 75

5. Rollen des Reifens

Den Reifen neben dem Körper rollen mit ständiger Handführung; im Gehen und Laufen vorwärts, rückwärts, seitwärts

Variation: | Auf einer Linie rollen.

Den Reifen rollen und hinterhergehen, -laufen

Hinweis: | Diese Übung bedarf viel Platz! Geeignete Organisationsform wählen!

Variation: | Den Reifen rollen, vorlaufen und den Reifen nach einer halben Körperdrehung unter den Beinen herrollen lassen.

Bumerang (dem Reifen einen Impuls geben, sodass er nach einer Vorlaufstrecke von selbst zurückrollt)

Den Reifen im Stand um den Körper rollen

Hinweis: | Gesundheitshaltung! Hüfte bleibt fixiert!

6. Dehnübungen mit dem Reifen

Reifen senkrecht vor dem Körper in beiden Händen halten: Den Reifen wie ein Lenkrad drehen bei gestreckten Armen

Ziel:	Dehnung der Oberarmmuskulatur
Hinweis:	So weit wie möglich drehen, am Wendepunkt verharren!

Reifen senkrecht oder waagerecht in Hochhalte: Den Reifen drehen bei fixiertem Oberkörper
(Foto 76)

Ziel:	Dehnung der Oberarm- und Brustmuskulatur
Hinweis:	Gesundheitshaltung!

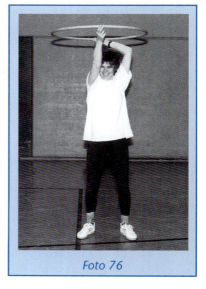

Foto 76

Im Reifen stehen, den Reifen in Tiefhalte: Den Reifen weit nach re, li drehen
(Foto 77)

Ziel:	Dehnung der Schulter- und Brustmuskulatur
Hinweis:	Gesundheitshaltung!

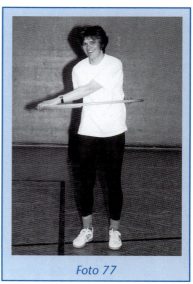

Foto 77

Reifen waagerecht oder senkrecht vor dem Körper halten: Der Reifen wird seitwärts auf einer gedachten Kreislinie nach re, li geführt, Arme bleiben gestreckt (Rumpfdrehen)

Hinweis: Gesundheitshaltung! Die Hüfte dreht nicht mit! Langsam üben!

Reifen senkrecht vor dem Körper halten: Den Reifen von weit re nach weit li verschieben

Ziel: Dehnung der Armmuskulatur

Reifen senkrecht in Hochhalte: Rumpfseitbeuge

(Foto 78)

Ziel: Dehnung der seitlichen Rumpfmuskulatur

Hinweis: Atemhinweis!

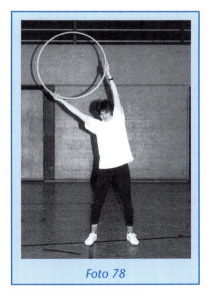

Foto 78

Den Reifen vorwärts, rückwärts, seitwärts durchsteigen

Hinweis: Nach jedem Durchsteigen den Reifen ganz nach oben führen (Ganzkörperstreckung)!

7. Übungen mit dem Partner
(Abstand zwischen den Partnern 5-7 m)

Zurollen mit der re, li Hand vorwärts

Zurollen mit der re, li Hand rückwärts; der Rollende steht mit dem Rücken zum Partner

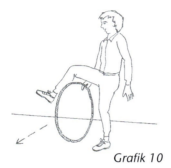

Mit der re Hand von hinten unter dem re angehobenen Bein her zum Partner rollen
(Grafik 10)

Grafik 10

Mit der re Hand unter dem li angehobenen Bein herrollen

Den Reifen zum Partner werfen
Hinweis: | Geringer Abstand zwischen den Partnern!

Rücken an Rücken: Den Reifen um beide Partner herumrollen mit Reifenübergabe
(Grafik 11)
Hinweis: | Gesundheitshaltung!

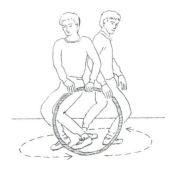

Grafik 11

Rücken an Rücken, der Reifen wird von beiden waagerecht in Hochhalte gefasst: Partner lassen gemeinsam den Reifen kreisen

Hinweis: | Atemhinweis! Gesundheitshaltung!

Rücken an Rücken, Reifen waagerecht in Hochhalte: Rumpfseitbeuge

Hinweis: | Gesundheitshaltung! Atemhinweis!

Durch den kniehoch oder brusthoch waagerecht oder senkrecht gehaltenen Reifen steigen; einer hält den Reifen, der andere steigt hindurch

Partner A rollt mit dem Reifen Figuren oder Buchstaben, die Partner B errät

Spiel:
- Innenstirnkreis oder Außenstirnkreis der ganzen Gruppe. Den Reifen im Kreis weiterrollen, vor dem Körper, hinter dem Körper; mit einem Reifen beginnen, steigern bis auf die halbe Anzahl an Teilnehmern.
  Variation: Als Wettwanderreifen ebenfalls durchführbar.
- Kreis mit Reifen-Hand-Fassung. Re Hand lässt den Reifen los, seitwärts durch den li Reifen steigen, Kreis wieder schließen (Fassung); Richtungswechsel.
  Variation: An verschiedenen Stellen des Kreises gleichzeitig beginnen.

8. Übungen mit dem Partner und zwei Reifen

Alle unter 7. genannten Übungen lassen sich mit zwei Reifen durchführen, wobei jeder einen Reifen hat. Dadurch wird die Übungsintensität gesteigert. Ziel sollte es sein, beide Geräte gleichzeitig und gleich schnell zu bewegen.

Weitere Übungen ergeben sich dadurch, dass ein Partner mit zwei Reifen gleichzeitig arbeiten muss. Dies erfordert eine stärkere Konzentration und stellt eine größere Koordinationsleistung dar. Auch die koordinativen Anforderungen an den Entgegennehmenden erhöhen sich.

In jeder Hand einen Reifen

Beide Reifen gleichzeitig und gleich schnell dem Partner zurollen

Li Hand rollt normal, re Hand von hinten unter dem re angehobenen Bein her, möglichst gleichzeitig und gleich schnell; Seitenwechsel

Mit dem Rücken zum Partner: Beide Reifen rückwärts dem Partner zurollen

An der re und li Seite jeweils einen Reifen zum Partner rollen (treiben), dabei nebenher gehen

| **Hinweis:** | Diese Übung lässt sich in einer Dreiergruppe aus organisatorischen Gründen leichter durchführen (Reifenübergabe dann jeweils am Ende einer Bahn); sonst erfolgt die Reifenübergabe in der Mitte, wobei der Partner ohne Gerät entgegenkommt. |

9. Übungen mit dem Partner, mit zwei Reifen in einer Hand

Hinweis: Auf möglichst gleich große Reifen achten!

Zurollen vorwärts, rückwärts mit der re oder li Hand

Unter dem angehobenen Bein herrollen

Mit re von hinten unter dem re angehobenen Bein herrollen

In einer Hand mehrere Reifen zum Partner treiben (rollen), dabei nebenher gehen
(Foto 79)
Variation: Die Anzahl der Reifen lässt sich bis auf vier erhöhen!

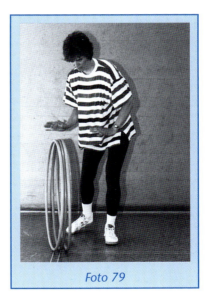

Foto 79

Übungen mit Ball und Reifen

Übungen mit mehreren Geräten eignen sich besonders zur Koordinationsschulung, insbesondere bei fortgeschrittenen und belastungsfähigeren Teilnehmern. Da das Sich-einstellen-müssen auf zwei verschiedene Geräte schon viel Konzentration und eine erhöhte Koordinationsfähigkeit erfordert, ist es angeraten, zunächst Partnerübungen zu wählen. Einzelarbeit ist bei geschulten Teilnehmern gut möglich, die Gefahr der Überlastung aber gegeben. Hier besteht allerdings die Möglichkeit, eines der beiden Geräte als Orientierungspunkt oder in Ruhestellung zu benutzen, sodass praktisch nur mit einem Gerät geübt wird.

1. Übungen mit dem Partner, der Reifen dient als Ziel

Der Reifen liegt zwischen den Partnern: Den Ball in den Reifen zum Partner passen (Bodenpass)

Variation:
- Den Abstand zwischen den Partnern verändern.
- Die Partner bewegen sich um den Reifen herum.
- Den Ball mit dem Knie hochprellen, sodass er in den Reifen und dann zum Partner springt.

Der Reifen liegt zwischen den Partnern: Den Ball in einer Kurve um den Reifen zum Partner rollen

Der Reifen wird vom Partner gehalten: Den Ball durch den Reifen werfen und selbst wieder auffangen

Variation:
- Den Reifen senkrecht oder horizontal halten.
- Den Reifen in unterschiedlichen Höhen halten.
- Den Ball von oben nach unten oder von unten nach oben werfen.
- Gerätewechsel zwischen den Partnern nach Abwurf des Balles.

Ein dritter Mitspieler steht in der Mitte und hält den Reifen senkrecht quer zur Wurfrichtung: Den Ball durch den Reifen zum Partner werfen (Grafik 12)

Variation:
- Mit beiden Händen; mit re, li.
- Der Reifen wird in unterschiedlichen Höhen gehalten.

- Der Mittelspieler wirft den Reifen hoch, ein Partner wirft den Ball durch den fliegenden Reifen.
- Den Ball durch den niedrig gehaltenen Reifen prellen.

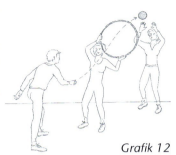

Grafik 12

2. Übungen mit dem Partner, jeder hat ein Gerät

A rollt den Reifen, B wirft den Ball im Unterhandwurf

A rollt den Reifen, B rollt den Ball

A rollt den Reifen, B passt den Ball zu

Variation:
- Brustpass.
- Bodenpass.
- Einhändiger Bodenpass.

A rollt den Reifen, B stößt den Ball mit dem Fuß

A wirft den Reifen (senkrecht), B stößt den Ball mit dem Fuß

Hinweis: Das Fangen des Reifens ist verletzungsträchtig! Daher Abstand zwischen den Partnern verringern! Nur mit geübten Teilnehmern nach guter Vorbereitung durchführen!

3. Übungen mit dem Partner, einer hat beide Geräte

Bei diesen Übungen muss ein Partner beide Geräte in Bewegung bringen. Dies sollte der Einfachheit halber zunächst nacheinander erfolgen, später eher mit der Zielsetzung, beide Geräte gleichzeitig loszulassen und den Impuls so zu geben, dass sie auch gleichzeitig ankommen. Der andere Partner hat die Aufgabe, die Geräte zu fangen bzw. einzusammeln, bevor er an der Reihe ist. Geräte-Hand-Wechsel beachten!

Ball und Reifen gleichzeitig rollen
Variation:
- Ball und Reifen werden gleichzeitig so gerollt, dass sie auch gleichzeitig beim Partner ankommen.
- Erst wird der Reifen gerollt, dann der Ball, aber der Ball kommt schneller an.

Den Reifen rollen und den Ball im Bogenwurf werfen
Variation: So schnell/langsam rollen, dass beide Geräte gleichzeitig ankommen!

Den Reifen rollen, den Ball zuprellen (einhändiger Bodenpass)

Den Reifen rollen, den Ball mit dem Fuß passen (Innenseitstoß)
Variation:
- Re Fuß, re Hand.
- Li Fuß, li Hand.
- Re Fuß, li Hand und umgekehrt.

Weitere Übungsmöglichkeiten sind im Kapitel „Stundenbilder" (s. S. 242ff.) zu finden.

4. Übungen allein mit beiden Geräten

Einzelarbeit ist bei geschulten Teilnehmern gut möglich, die Gefahr der Überlastung aber gegeben. Hier besteht allerdings die Möglichkeit, eines der beiden Geräte als Orientierungspunkt oder in Ruhestellung zu benutzen, sodass praktisch nur mit einem Gerät geübt wird.

Wichtig ist bei diesen Übungen, dass jedes Mal ein Wechsel der Geräte in die jeweilige andere Hand erfolgt! Jede Übung lang genug üben lassen und nicht zu schnell verzagen!

Den Reifen vor sich zwirbeln, drumherumgehen und dabei den Ball prellen

Variation: Den Ball mit dem Fuß um den gezwirbelten Reifen führen

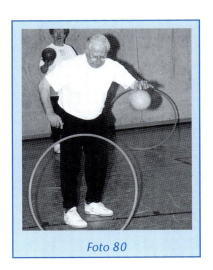

Foto 80

Den Reifen zwirbeln, den Ball im Stand prellen und immer wieder den Reifen nachzwirbeln, sodass er nicht zu Boden fällt
(Foto 80)

Den Reifen rollen (treiben), mit der anderen Hand den Ball hochwerfen und fangen

Hinweis: Je höher der Ball geworfen wird, umso schwieriger wird es. Erst mit dem Reifenrollen beginnen, den Ball solange tragen.

Den Reifen an der einen Hand kreisen lassen, mit der anderen Hand den Ball prellen

Variation:
- Im Stand.
- In der Fortbewegung.

Den Reifen in der einen, den Ball in der anderen Hand vor- und zurückschwingen

Variation:
- Gleichsinnig (gleichzeitig in dieselbe Richtung).
- Gegensinnig (während der eine Arm vorschwingt, schwingt der andere Arm zurück) (Foto 81).

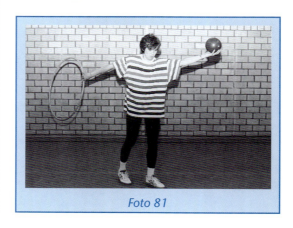

Foto 81

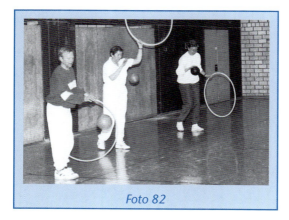

Foto 82

Den Reifen mit einer Hand an der Seite vor- und zurückschwingen, mit der anderen Hand den Ball prellen
(Foto 82)

Den Reifen mit der einen Hand schwingen, mit der anderen Hand den Ball hochwerfen und fangen

Übungen mit dem Stab

Übungen mit dem Stab (90-50 cm) können zur Verbesserung von Flexibilität und Koordination eingesetzt werden. Auch kräftigende Übungen können mit ihm durchgeführt werden. Der Stab kann als Stütze, als Hindernis, als Widerstand und als Hebelverlängerung benutzt werden. Man kann ihn übersteigen oder unterwinden, werfen oder balancieren. Die Übungen dürfen nicht verkrampft durchgeführt werden. Auf möglicherweise zu starke passive Dehnung muss geachtet werden. Genügender Abstand zwischen den Übenden, besonders bei Schwungbewegungen, ist dringend erforderlich.

1. Dehn- und Kräftigungsübungen im Stand

Ausgangsstellung ist in den meisten Übungen ein leichter Grätschstand. Wichtig ist, dass die Knie leicht gebeugt werden, um einerseits Verkrampfungen vorzubeugen, andererseits eine Hohlkreuzhaltung von vornherein zu vermeiden (Gesundheitshaltung!).

Stab, an beiden Enden horizontal gehalten, mit gestreckten Armen auf- und abführen

Ziel:	Dehnung der Brustmuskulatur
Hinweis:	Atemschulung.

Stab in Hochhalte und dann mit gestreckten Armen weiter nach hinten führen

Ziel:	Dehnung der Brustmuskulatur; Kräftigung der Schultermuskulatur
Hinweis:	Knie leicht beugen! Gesundheitshaltung! Atemhinweis! In dieser Stellung etwa zehn Sekunden verharren, nicht nachwippen!

Stab in Rückhalte unten: Arme nach hinten oben ziehen

Ziel:	Dehnung der vorderen Schulter- und Brustmuskulatur
Hinweis:	Nicht den Oberkörper nach vorn beugen! Leichte Kniebeuge! Gesundheitshaltung!

Stab hinter dem Rücken unten horizontal nach re, li verschieben
(Foto 83)
Ziel: Dehnung der Brustmuskulatur

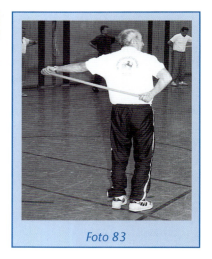

Foto 83

Stab in Hochhalte: Stab horizontal nach re, li ziehen, schieben
(Foto 84)
Ziel: Dehnung der Armmuskulatur
Variation: Stab im Nacken halten und horizontal verschieben.

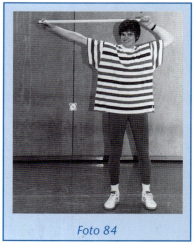

Foto 84

Stab in Hochhalte: Rumpfseitbeuge
Ziel: Dehnung der seitlichen Rumpf- und der hinteren Oberarmmuskulatur
Hinweis: Zunächst nur beide Arme gestreckt über den Kopf seitwärts führen (Foto 85), erst als Folgeübung den Rumpf

zusätzlich beugen; den Rücken dann möglichst gerade halten; nicht mit der Hüfte ausweichen!

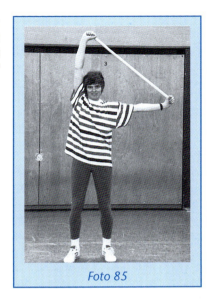

Foto 85

Stab senkrecht hinter dem Rücken, eine Hand hält oben, die andere unten: Stab senkrecht verschieben (Foto 86)
Ziel: Dehnung der hinteren Oberarmmuskulatur
Variation: Hände bewegen sich am Stab aufeinander zu (Foto 87).

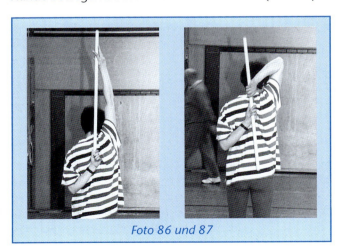

Foto 86 und 87

Stab in Vorhalte: Stab nach re und li so weit wie möglich drehen, Arme überkreuzen sich dabei (Foto 88)
Ziel: Dehnung der hinteren Schultermuskulatur

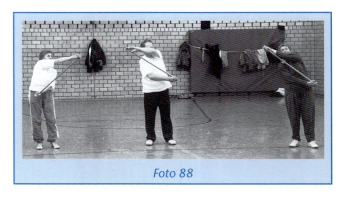

Foto 88

Stab horizontal hinter dem Rücken unten, an beiden Enden gefasst: Den Stab drehen
Ziel: Kräftigung der Schultermuskulatur

Rumpfdrehen mit dem Stab im Nacken oder in Hochhalte
Ziel: Mobilisation der Wirbelsäule
Hinweis: Gesundheitshaltung! In der leichten Kniebeuge arbeiten! Hüfte bleibt fixiert, langsam üben!

Stütz auf den Stab vor dem Körper: Pendelschwünge des re, li Beins vor dem Körper
Ziel: Mobilisation in den Hüftgelenken

Rumpfbeuge mit Stütz auf den vor dem Körper senkrecht stehenden Stab (Foto 89)
Ziel: Dehnung der vorderen Schulter- und Brustmuskulatur

| Hinweis: | Nur in der leichten Kniebeuge arbeiten! Atemhinweis! Kopf in Verlängerung der Wirbelsäule halten und auf den Boden gucken! Rücken gerade halten! |

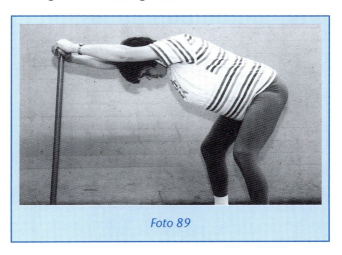

Foto 89

2. Übungen im Gehen

Mit dem Stab als Spazierstock gehen

| Variation: | • Mit normalem Stockeinsatz: Der Stab wird re aufgesetzt, wenn der li Fuß vorn aufsetzt.
• Im Passgang: Der Stab wird re aufgesetzt, wenn der re Fuß vorn aufsetzt. |

Über den Stab steigen im Vorwärts-, Rückwärtsgehen

| Hinweis: | Besser erst im Stand mit entsprechenden Vorübungen vorbereiten (siehe unter 3). |

3. Der Stab als Hindernis

Stab in Vorhalte: re, li Knie an den Stab heranführen
(Foto 90)

Ziel:	Dehnung der hinteren Oberschenkel- und Gesäßmuskulatur
Hinweis:	Das Bein nicht mit Schwung hochziehen, sondern langsam und dort verharren! Sinnvoll ist eine Stütze, z.B. mit dem Rücken an eine Wand lehnen.
Variation:	• Re, li Fuß an den Stab heranführen. • Stab in Vorhalte: Stab mit einem Bein übersteigen. • Stab mit beiden Beinen nacheinander übersteigen. **Hinweis:** Knie zwischen den Armen hochziehen; die letztgenannte Übung klappt nur bei gut Trainierten, die vorher gut aufgewärmt und vorgedehnt sind.

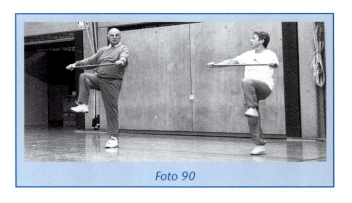

Foto 90

Stab in Rückhalte: Stab rückwärts übersteigen

Re, li Bein im Wechsel über den schräg bis senkrecht gestellten Stab schwingen, von außen nach innen
(Foto 91)

Hinweis:	Der Stab wird mit der gegenseitigen Hand zunächst gehalten, kurz losgelassen und mit der anderen Hand wieder aufgefangen.

Variation: Das Gleiche, aber von innen nach außen: Diesmal hält zunächst die gleichseitige Hand den Stab.

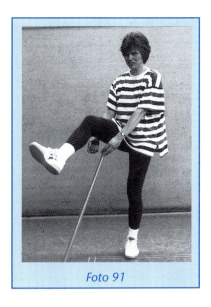

Foto 91

4. Den Stab schwingen

Stab in Vorhalte an beiden Enden gefasst: Schwingen seitwärts vor dem Körper von re oben über die Mitte unten nach li oben
(Foto 92)

Hinweis:	Der ganze Körper geht mit (strecken zu den Seiten und beugen in der Mitte).
Variation:	Stab hinter dem Körper von re nach li schwingen.

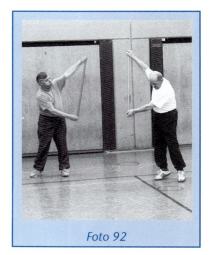

Foto 92

Stab an der Seite schwingen, vor und zurück (beide Hände halten den Stab)

Stab an einem Ende gefasst um den Körper kreisen lassen, mit Handwechsel

Variation:
- Stab in der Mitte mit einer Hand fassen.
- Stab in Achterkreisen um die Beine reichen.

Hinweis: Gesundheitserhaltung! (Foto 93)

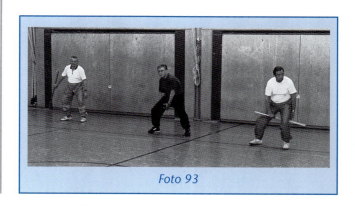

Foto 93

5. Koordinationsübungen mit dem Stab

Stab am unteren Ende mit einer Hand fassen und senkrecht vor den Körper halten: Durch die Hand gleiten lassen und am oberen Ende wieder zugreifen
(Foto 94)
Ziel: Reaktionsfähigkeit
Variation:
- Stab wie oben halten, dann richtig loslassen und wieder zugreifen, bevor der Stab hinfällt.
- Den Stab mit der anderen Hand, die vorher auf dem Rücken gehalten wird, rechtzeitig wieder auffangen.

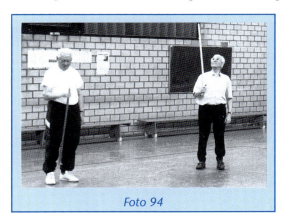
Foto 94

Stab mit einer Hand am oberen Ende fassen, hochwerfen und am unteren Ende wieder fangen

Stab horizontal in Vorhochhalte mit beiden Händen: hochwerfen und fangen
Variation:
- Nach dem Werfen in die Hände klatschen.
- Stab in Vorhochhalte im Kammgriff: Stab loslassen und wieder auffangen (Grafik 13).

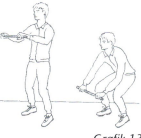
Grafik 13

Stab senkrecht balancieren
(Foto 95)
Variation:
- Auf Zeige- und Mittelfinger.
- Auf dem Zeigefinger allein.
- Auf dem Mittel-, Ring- oder kleinen Finger.
- In der Handfläche
- Auf dem Handrücken.

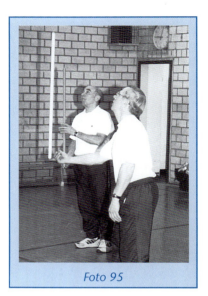
Foto 95

Stab horizontal auf dem Zeigefinger balancieren

Stab in einer Hand drehen (Foto 96)

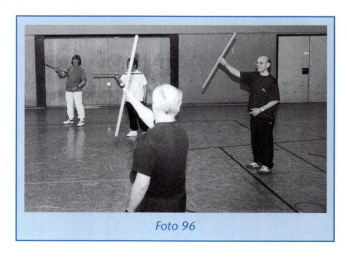
Foto 96

6. Übungen im Sitzen auf der Bank

Stab mit den Füßen rollen
Ziel: Fußgymnastik

Stab vor sich auf den Boden legen: Vor dem Stab mit den Zehen, hinter dem Stab mit den Fersen aufsetzen
Ziel: Fußgymnastik
Variation:
- Vor und hinter dem Stab mit Zehenspitzen auftippen.
- Vor und hinter dem Stab nur mit den Fersen auftippen.

Stab mit den Zehen greifen
Hinweis: Nur mit nackten Füßen möglich!

Stab über die Beine zu den Füßen rollen lassen, eventuell auch zurück
Hinweis: Der Rückweg ist nur bei Geübten möglich. Atemhinweis!

Stab in Vorhalte: mit einem Fuß durchsteigen
Hinweis: Atemhinweis!

7. Übungen mit dem Partner oder in der Gruppe

Partner A hält den Stab horizontal, B steigt hinüber

Beide Partner halten in jeder Hand das Ende eines Stabes: gehen und laufen durch den Raum; vorwärts, seitwärts, rückwärts; Seitgalopp

Variation:
- Die Partner stehen nebeneinander.
- Die Partner stehen hintereinander.
- Die Partner stehen hintereinander, der hintere Partner hat die Augen geschlossen und lässt sich führen.
- Wie oben: Der vordere Partner hat die Augen geschlossen und lässt sich führen.
- Über- und unterwinden von Hindernissen.

Innenstirnkreis, geschlossen durch Stäbe zwischen den jeweiligen Nachbarn: Die Nachbarn halten jeweils das Stabende ihres Nachbarn

Variation:
- Die Stäbe schwingen.
- Die Stäbe kreisen (Ausgangsstellung für jeden Einzelnen: re Arm oben, li Arm unten).
- Re Stab loslassen, Handwechsel, Stab von li neu mit re fassen.

Zuwerfen eines senkrechten Stabes bei 1-2 m Abstand

Variation: Wechselseitig mit zwei Stäben.

Partner A hält den Stab am unteren Ende senkrecht in Vorhochhalte, lässt los, Partner B fängt ihn auf, hat seine Hand aber vorher möglichst auf dem Rücken

Partner A hält den Stab beidhändig horizontal in Vorhochhalte, lässt los, Partner B fängt ihn auf, hat aber vorher seine Hände nicht unter dem Stab, sondern z.B. hinter dem Rücken

Partner stehen im Abstand von ca. 2 m, Partner A hält den Stab stehend auf dem Boden, lässt los, Partner B fängt ihn auf nach Platzwechsel

Spielform: Kreisaufstellung: Alle Teilnehmer halten ihren Stab senkrecht auf dem Boden. Auf Kommando erfolgt Platz- und Stabwechsel in die angegebene Richtung auf die angegebene Position.
Beispiel: Angegeben wird „zwei nach re"; auf Kommando lassen alle ihren Stab los und gehen zum zweiten Nachbarn nach re und nehmen dessen Stab in Empfang.

Partner A malt mit einem Stabende Figuren auf, die Partner B erraten soll

Partner stehen sich gegenüber: Stäbe in Tiefhalte jeweils am Ende fassen und vor- und zurückschwingen

Variation:
- Seitwärts schwingen.
- Seitwärts schwingen und darunter herdrehen.

8. Übungen mit Stab und Ball

Mit dem Stab einen Ball führen (schieben)

Mit dem Stab einen Ball prellen

Spielform: Die beiden genannten Übungen lassen sich auch mit einem Partner oder in der Gruppe in Kreisaufstellung durchführen: Der Ball wird mit dem Stab von Partner zu Partner weitergeschlagen oder weitergeprellt.

Stab auf den Boden stellen und festhalten mit der li Hand, in der re Hand wird der Ball gehalten: Gerätewechsel, ohne dass eines hinfällt

Einen leichten Ball hochwerfen und mit dem Stab zum Partner hin schlagen

Hinweis: Zu Beginn sollte der Ball nicht zu klein sein; Schaumstoffbälle in verschiedenen Größen sind gut geeignet.

Vom Partner einen leichten Ball zuwerfen lassen und mit dem Stab zurückschlagen

Übungen mit dem Seil

Die Dehnübungen mit dem Seil ähneln den entsprechenden Stabübungen. Ein Vorteil liegt darin, dass das Seil nicht starr ist und somit Angst beim Übersteigen verhindert wird. Seilübungen in der Bewegung schulen das Koordinationsvermögen und steigern Herz-, Kreislauf- und Atemtätigkeit.

Aktiver und passiver Bewegungsapparat werden in hohem Maße beansprucht. Nach jeder Hüpf- und Sprungübung soll eine entsprechende Atempause eingelegt werden. Seilchenspringen – wohl die Hauptübung – kräftigt Bein- und Fußmuskulatur, mobilisiert die Gelenke (Fuß, Hand, Hüfte, Wirbelsäule), wirkt auf die Funktion innerer Organe und fördert die Koordination von Bein- und Armbewegungen.

Beim Seilchenspringen können allerdings infolge der ständigen Körpererschütterungen bei nicht ausreichender Abfederung Herzrhythmusstörungen auftreten.

1. Übungen im Stand, Seil doppelt gefasst

Seil in Hochhalte: Das Seil stramm ziehen und Spannung halten
Ziel: Kräftigung der Schultermuskulatur

Seil in Hochhalte mit beiden Händen fassen: So weit wie möglich zurückführen und halten
Ziel: Dehnung der Brustmuskulatur
Hinweis: Atemhinweis! Gesundheitshaltung!

Seil in Hochhalte: Gestreckte Arme weit nach re, li führen
(Foto 97)
Ziel: Dehnung der Körperseite
Hinweis: Beide Arme bleiben die ganze Zeit gestreckt, Rumpf bleibt aufrecht.
Variation: Rumpfseitbeuge (Foto 98).

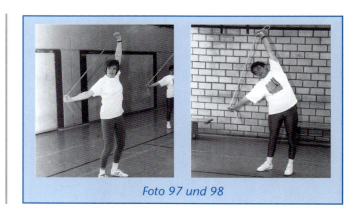

Foto 97 und 98

Seil in Hochhalte: Rumpfdrehen
Hinweis: Nicht schwungvoll, sondern langsam drehen! Hüfte dreht nicht mit! Gesundheitshaltung!

Seil in Hochhalte: Seil spannen, Arme beugen und strecken; zum Schluss Seil im Nacken locker lassen
Ziel: Kräftigung der Schulter- und Armmuskulatur
Variation: Die vorgenannten Übungen lassen sich alle auch mit vierfach gefasstem Seil ausführen, dann sind die Dehnungsreize größer, allerdings sind sie dann von vielen Älteren nicht mehr ohne weiteres durchführbar!

Über das Seil steigen, vorwärts, rückwärts; auch in der Fortbewegung (Foto 99)

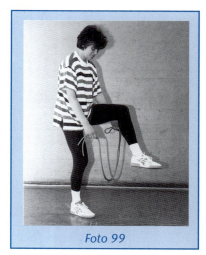

Foto 99

2. Übungen im Stand, normal gehaltenes Seil

Auf dem Seil stehen: Arme vor- und zurückführen, wobei immer am Wendepunkt verhalten wird

Ziel:	Dehnung der Brustmuskulatur
Hinweis:	Kein Federn! Lang genug dehnen!

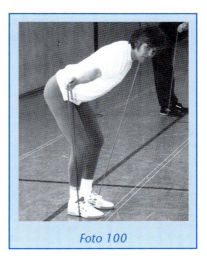

Auf dem Seil stehen, Arme in Seithalte: leichte Rumpfbeuge
(Foto 100)

Hinweis:	Gesundheitshaltung! Atemhinweis!

Foto 100

Schwünge mit dem Seil, jede Hand fasst ein Ende

Hinweis: Bei allen Schwungübungen Beinarbeit beachten und je nach Belastbarkeit der Teilnehmer verstärken!

Variation:
- Vor dem Körper hin- und herschwingen (Pendelschwung); dabei werden die Hände entweder nebeneinander oder hintereinander jeweils in einem Abstand von ca. 20 cm gehalten (Grafik 14).
- An der re, li Körperseite vor- und zurückschwingen; Handhaltung wie oben.
- Kreisschwünge vor dem Körper, an der Seite; rechts-/linksherum; die Hände werden dicht aneinander gehalten.
- Achterschwünge von re nach li (li nach re) an der Körperseite; vorwärts und rückwärts.
- Achterschwünge über dem Kopf und vor dem Körper.
- Achterschwünge vor dem Körper.

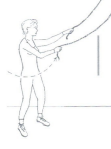

Grafik 14

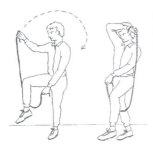

Das Seil so um den Körper schwingen (eine Hand oben, die andere unten), dass man hindurchsteigen kann
(Grafik 15)

Grafik 15

3. Übungen im Stand, beide Seilenden in einer Hand gefasst

Das Seil an der re, li Seite, vor dem Körper kreisen (aus dem Handgelenk); Richtungswechsel

Variation:	• Seitwärts gehen und das Seil vor dem Körper kreisen. • Das Seil über dem Kopf kreisen; rechts-/linksherum (Foto 101). • Das Seil um den Körper kreisen lassen mit Handwechsel; rechts-/linksherum. • Die vorgenannten Übungen miteinander verbinden.

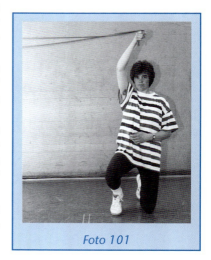

Foto 101

Seil werfen und fangen

Ziel:	Koordination
Variation:	Seil in verschiedenen Längen fassen von doppelt bis geknüllt.

Seil unter dem angehobenen Bein hindurchschwingen oder -reichen, von hinten nach vorn

4. Übungen im Stand, Seil vierfach halten

Seil in Vorhalte: re, li Knie an das Seil heranführen (Foto 102)
Ziel: Dehnung der Gesäß- und unteren Rückenmuskulatur

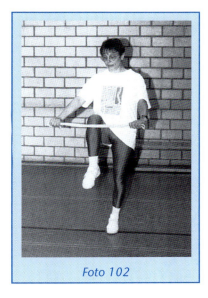
Foto 102

Seil hinter dem Rücken gefasst: Seil nach kopfwärts führen, halten (Foto 103)
Ziel: Dehnung der Brustmuskulatur, Kräftigung der Schultermuskulatur

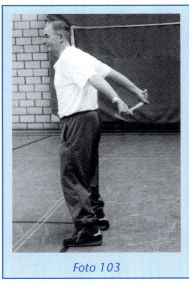
Foto 103

5. Fußgymnastik mit dem Seil *(Übungen möglichst ohne Schuhe und Strümpfe ausführen)*

Balancieren über das Seil

Ziel: Körperwahrnehmung, Koordination

Variation:
- Das Seil liegt gerade.
- Das Seil liegt in verschiedenen Formen.
- Mit offenen, geschlossenen Augen.
- Der Balancierende soll die Lage des Seils erraten.
- Der Balancierende soll die Lage des Seils nach dem Durchgang nachlegen.

Das Seil mit den Zehen ergreifen

Das Seil mit den Füßen in bestimmte Formen legen

Über das Seil gehen

Hinweis: Das Seil bleibt zwischen dem großen Zeh und den anderen.

6. Gehen, Laufen und Hüpfen

Vorsicht: Beim Seilchenspringen können infolge der ständigen Körpererschütterungen bei nicht ausreichender Abfederung Herzrhythmusstörungen auftreten.

Über liegende Seilchen laufen, hüpfen

Seilschlagen und durchlaufen
(Foto 104)
Variation:
- Vorwärts-, rückwärts schlagen.
- Pferdchensprünge.

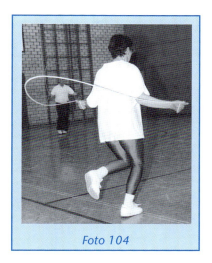
Foto 104

Seilchenhüpfen auf der Stelle
Hinweis: Vorsicht bei Sprüngen! Nur kurzzeitig üben lassen; nur bei sehr gut belastbaren Teilnehmern einsetzen! Die Sprunghöhe auf das Minimum reduzieren; weich auf dem Ballen landen!
Schlusssprünge ohne Zwischenfederung sind sehr anstrengend, daher nur bei gut Trainierten machbar.
Variation:
- Schlusssprung mit Zwischenfederung.
- Leichte Pferdchensprünge auf der Stelle.
- Laufsprung auf der Stelle.
- Vorwärts-, rückwärts schlagen.

Seitgalopp durch das geschlagene Seil

Ein Fuß wird in das Seil gesetzt: Mit dem Seil das gestreckte Bein anheben und nach vorne setzen („Gehen mit Holzbein")

Gehen und das lange Seil waagerecht oder senkrecht schlängeln

7. Übungen in der Bauch- oder Rückenlage

Bauchlage: Geknülltes Seil hinter dem Rücken hin- und hergeben

Ziel:	Kräftigung der Schultermuskulatur
Hinweis:	Kopf bleibt auf dem Boden liegen, möglichst mit der Stirn aufsetzen; Atemhinweis!
Variation:	Geknülltes Seil vor dem Kopf (gestreckte Arme) und hinter dem Rücken übergeben (Kreis); rechts-/linksherum.

Rückenlage, Beine sind angewinkelt: Geknülltes Seil unter dem jeweils angehobenen Gesäß hin- und herreichen

Ziel:	Kräftigung der Gesäß- und Oberschenkelmuskulatur
Variation:	Seil mit gestreckten Armen über dem Kopf (auf dem Boden) überreichen, über den Bauch oder unter dem Gesäß her weiterreichen zur Ausgangsseite.

8. Übungen mit dem Partner

Partner stehen mit dem Gesicht zueinander, beide halten in jeder Hand das Ende eines Seils

Seile parallel hin- und herschwingen oder im Kreis schwingen (Foto 105)

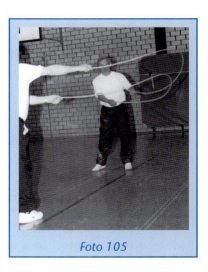

Foto 105

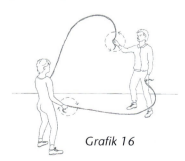

Grafik 16

Seile gegeneinander hin- und herschwingen oder kreisen, ohne dass sie sich verheddern (Grafik 16)

Seile parallel schwingen und sich dann darunter drehen
Hinweis: Nicht zu weit auseinander gehen!

Seile an der Körperseite vor- und zurückschwingen

Partner übersteigen das Seil einer Seite (Foto 106)
Variation:
- Von innen nach außen.
- Von außen nach innen.
- Nacheinander, gleichzeitig.

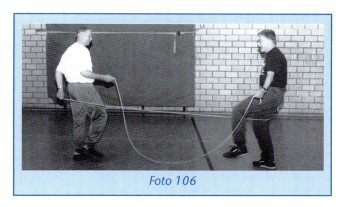

Foto 106

Die Partner stehen nebeneinander und versuchen, gemeinsam durch das von ihnen gemeinsam geschlagene Seil zu gehen; vorwärts, rückwärts (Foto 107)

Partner A schlängelt das Seil, Partner B versucht, darauf zu treten

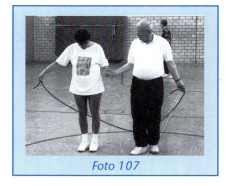

Foto 107

Partner A legt mit dem Seil eine Figur, B versucht, sie mit geschlossenen Augen zu ertasten und zu erraten bzw. nachzulegen

9. Übungen in der Gruppe

Zwei Teilnehmer halten in beiden Händen jeweils das Ende eines Seils. Mehrere Paare stehen hintereinander. Das letzte Paar überquert oder unterläuft die vor ihm gespannten Seile

Ein großes Seil wird geschwungen (gependelt) und die Teilnehmer überqueren das Seil im richtigen Moment
(Foto 108)

Hinweis:	Sturzgefahr! Daher mit kleinen Pendelbewegungen anfangen! Starthilfe geben! Nur möglich bei guter Koordinationsfähigkeit; möglicherweise damit beginnen, dass der Übende schon am Seil steht und erst dann das Seil gependelt wird; statt eines großen können auch zusammengeknotete Seilchen genommen werden.

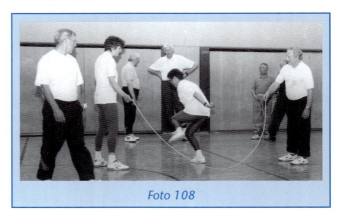

Foto 108

Das Seil wird im Kreis geschwungen (geschlagen) und die Teilnehmer laufen im richtigen Moment unter dem Seil her

Hinweis:	Langsam schlagen und Starthilfe geben!
Variation:	• In Zweier- oder Dreiergruppen laufen.
	• Alle laufen direkt nacheinander unter dem geschlagenen Seil durch.

- Mehrere Seile werden hintereinander geschwungen oder geschlagen und werden von den Teilnehmern überquert oder unterlaufen.
- Schlagrichtung ändern!

Das Seil schlagen und überspringen

Einer lässt das Seil waagerecht um sich herumkreisen, die Teilnehmer machen Pferdchensprünge über das Seil
(Foto 109)

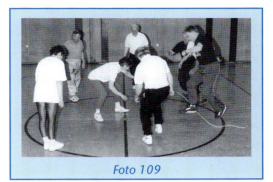

Foto 109

Kreisaufstellung: Alle Seilchen werden als Verlängerung der Arme von den Teilnehmern gefasst. Durch Auf- und Abbewegen der Arme (Seile) der Teilnehmer nacheinander wird der Seilkreis in eine Wellenbewegung gebracht

Ziel: | Abstimmung aufeinander

Laufende Quadrate: Jeweils vier Teilnehmer bilden mithilfe der Seilchen ein Quadrat, jeder hält jeweils ein Seilende in jeder Hand, die Seile sollen gespannt sein. Dieses Quadrat bewegt sich durch den Raum, ohne irgendwo hängen zu bleiben. Dabei können verschiedene Bewegungsaufgaben erfüllt werden

Variation:
- Hindernisse überwinden.
- Bälle mit den Füßen treiben.
- Die Gruppen können auch anders zusammengesetzt werden. Ab zwei bis zu sechs Teilnehmer können eine Gruppe bilden.

Ziel: | Abstimmung aufeinander (Koordination)

Alle Teilnehmer nehmen in einer Kreisaufstellung die Kniebankstellung ein. Das Seil wird dann unter dem li Arm her mit der re Hand nach li weitergegeben (mit der re Hand angenommen)

Übungen mit dem Handtuch

Das Handtuch eignet sich für den Sport mit Älteren in besonderer Weise. Es ist nicht nur leicht zu beschaffen, es lassen sich auch viele Anregungen für die häusliche Gymnastik geben. Außerdem lassen sich viele Bewegungen aus dem Alltagsbereich üben. Zudem ist das Handtuch auch ohne Schwierigkeiten wie ein Stab oder ein Seilchen zur Schulung der Flexibilität und der Koordination zu verwenden (siehe auch unter „Übungen mit dem Seil" (S. 139 ff.) und „Übungen mit dem Stab" (S. 125ff.)). Es bieten sich ebenso Übungen mit dem Partner und einem weiteren Gerät an.

1. Das Handtuch schwingen

Das Handtuch an zwei Zipfeln (der Schmalseite bzw. der Längsseite) fassen

Das Handtuch vor dem Körper nach rechts, links schwingen
(Foto 110)

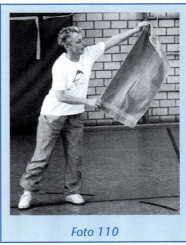

Foto 110

Variation:
- Die re (li) Hand bleibt immer vorn (körperfern).
- Jedes Mal am Umkehrpunk wechselt die körpernahe Hand nach vorn (1/2-Drehung des Handtuchs).

Das Handtuch hinter dem Körper nach rechts, links schwingen

Achterschwünge vor dem Körper

Achterschwünge re und li an der Körperseite

2. Das Handtuch ausschlagen

Das Handtuch vor dem Körper ausschlagen
Variation:
- Dabei langsam weit nach rechts, links drehen.
  Hinweis: Die Hüfte bleibt fixiert!
- Dabei die Arme heben und senken.

3. Das Handtuch an den Schmalseiten gerafft fassen

Das straff gehaltene Handtuch vorhoch führen mit gleichzeitigem Einatmen – dann das Handtuch entspannt um den Nacken halten mit Ausatmen
(Entspannungshaltung)
Ziel: Atemübung

Das straff gehaltene Handtuch im Nacken halten: Rumpfdrehen
Hinweis: Gesundheitshaltung! Hüfte fixieren! Langsam üben; Atemhinweis!

Das straff gehaltene Handtuch in Hochhalte: Rumpfseitbeuge
Hinweis: Gesundheitshaltung! Atemhinweis!
Die Arme bleiben gestreckt.
Variation:
- Nur die gestreckten Arme zu einer Seite ziehen (Foto 111).
- Mit den zur Seite geführten Armen wird der Oberkörper zur Seite gebeugt.

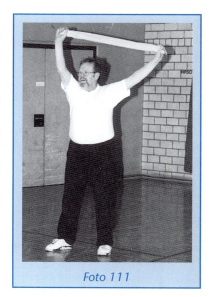
Foto 111

Mit dem Handtuch den ganzen Körper abrubbeln (Rumpf vorne, Rumpf hinten, Beine vorne, Beine hinten) in waagerechten wie auch schrägen Strichen
(Foto 112)

Das Handtuch in Tiefhalte: vor und zurück darüber steigen

Variation:
- Nur mit einem Bein darüber steigen.
- Mit beiden Beinen nacheinander darüber steigen

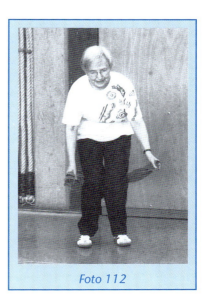

Foto 112

Das Handtuch senkrecht hinter dem Körper fassen, herauf- und herunterziehen (Foto 113)

Das Handtuch senkrecht hinter dem Rücken halten: Abstand zwischen den Händen verringern (enger fassen) und wieder vergrößern

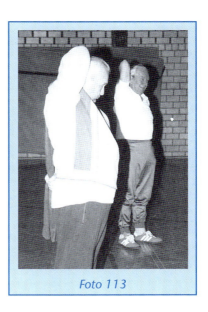

Foto 113

4. Das Handtuch mit einer Hand gerafft halten

Das Handtuch an der re, li Körperseite kreisen
Variation:
- Aus der Hand heraus kreisen.
- Der ganze Arm kreist.
- Rechts-/linksherum kreisen.

Das Handtuch vor dem Körper kreisen
Variation:
- Horizontal kreisen.
- Vertikal kreisen.

Das Handtuch horizontal über dem Kopf kreisen
(Foto 114)
Variation:
- Die vorgenannten Übungen jeweils mit Handwechsel ausführen.
- Die vorgenannten Übungen miteinander verbinden.

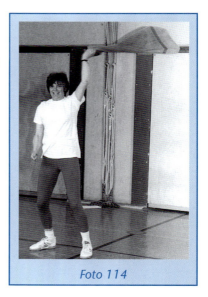
Foto 114

Das Handtuch schwingen
Variation:
- An der re, li Seite vor- und zurückschwingen.
- Vor und hinter dem Körper hin- und herschwingen.
- Um den Körper herumschwingen, mit Betonung der Seitwärtsbewegung.
- Um den Körper herumschwingen mit Betonung der Vorrückwärtsbewegung.
- Achterschwünge vor dem Körper.
- Achterschwünge an der Körperseite.

Das Handtuch schwingend unter dem re, li gehobenen Bein herreichen
(Foto 115)

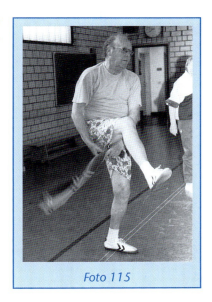
Foto 115

5. Das Handtuch knüllen oder verknoten

Das geknüllte Handtuch um den Körper reichen; rechts-/linksherum; Tempo verändern
Hinweis | Gesundheitshaltung! Atemhinweis!
Variation: | Um die Beine herumreichen.

Das geknüllte Handtuch zwischen den Beinen hindurchreichen
Hinweis: | Gesundheitshaltung! Atemhinweis!

Das geknüllte Handtuch unter den Beinen herreichen, dabei Beine heben

Das geknüllte oder verknotete Handtuch hochwerfen und wieder fangen

6. Übungen mit dem Partner

Rücken an Rücken: Handtücher an beiden Seiten in Seithalte heben und wieder senken (Foto 116)

Variation:
- Die Handtücher an beiden Seiten in die schräge Hochhalte heben.
- Die Handtücher in schräger Hochhalte vor- und zurückziehen, parallel (Foto 117) oder gegensinnig.

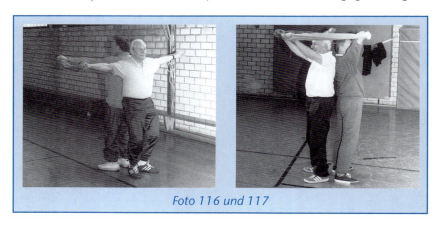

Foto 116 und 117

Rücken an Rücken: Handtücher an beiden Seiten vor- und zurückschwingen (Foto 118)

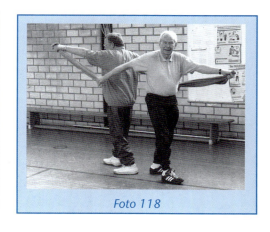

Foto 118

Stand voreinander: Handtücher an beiden Seiten seitwärts schwingen

Variation:
- Die Handtücher parallel seitwärts schwingen (Foto 119).
- Die Handtücher gegeneinander schwingen, ohne dass sie sich gegenseitig berühren.
- Seitwärts schwingen mit Drehung unter den Handtüchern her (Foto 120).

Hinweis: Gefahr der Hohlkreuzhaltung! Sie kann vermieden werden durch enges Beieinanderstehen.

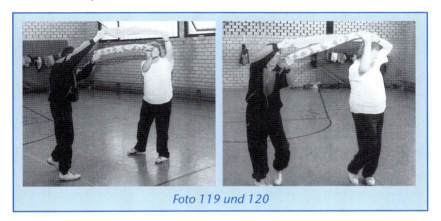
Foto 119 und 120

Stand voreinander: Handtücher an beiden Seiten in Tiefhalte vor- und zurückschwingen

Variation:
- Handtücher parallel schwingen.
- Handtücher gegensinnig schwingen (Foto 121).

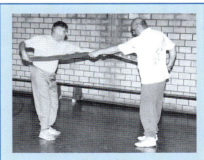
Foto 121

Stand voreinander, Handtücher an beiden Seiten in Tiefhalte: Ein Handtuch gemeinsam übersteigen; von innen nach außen bzw. von außen nach innen (Foto122a)

Hinweis: Zunächst nur ein Handtuch nehmen (Foto 122b), dann an jeder Seite eins.

Variation: Rücken an Rücken: Das Handtuch von innen nach außen übersteigen.

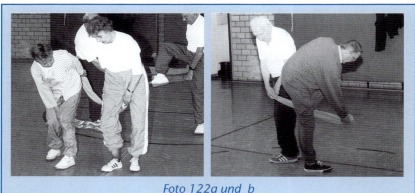

Foto 122a und b

Ein Handtuch straff an allen vier Zipfeln halten (wie ein Brett) und sich durch den Raum bewegen (gehen, laufen)

Variation: Bei Begegnung mit einem anderen Paar das entgegenkommende Handtuch übersteigen oder unterkriechen (Foto 123).

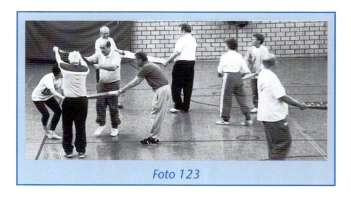

Foto 123

7. Übungen im Sitzen

Das Handtuch an beiden Enden fassen: re, li Bein darüber heben

Den re, li Fuß in das Handtuch setzen und dies wegdrücken gegen den Haltewiderstand

Mit den Füßen das auf dem Boden liegende Handtuch greifen und an anderer Stelle wieder ablegen

Übungen mit Handtuch und Ball

Das Handtuch wird ausgebreitet und straff an den vier Zipfeln von zwei Partnern gefasst.

Den Ball auf dem Handtuch balancieren, das Handtuch dabei hoch oder tief halten
Variation:
- Dabei vorwärts, rückwärts oder seitwärts gehen.
- Das Handtuch so führen, dass der Ball sich nicht bewegt.

Das Handtuch mit dem Ball hin- und herschwingen
(Foto 124)
Variation: Steigern des Schwingens bis zur Drehung unter dem Handtuch her.

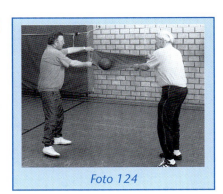

Foto 124

Den Ball auf dem Handtuch hin- und herrollen (von Partner zu Partner), ohne dass er hinunterfällt
(Foto 125)

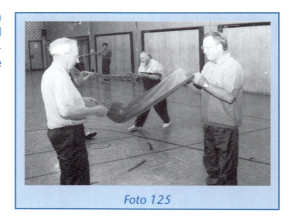
Foto 125

Den Ball mit dem Handtuch hochwerfen, auf dem Boden aufprellen lassen und wieder mit dem Handtuch auffangen
Variation:
- Ball hochwerfen und sofort mit dem Handtuch auffangen (Foto 126).
- Wurfhöhe verändern.

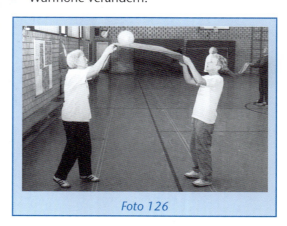
Foto 126

Den Ball vorhoch werfen, laufen und mit oder ohne Aufprellen den Ball mit dem Handtuch wieder auffangen

Den Ball mit dem Handtuch auf oder in ein Ziel werfen (z.B. Basketballkorb)

Den Ball in das Tuch der Nachbargruppe rollen
(Foto 127)

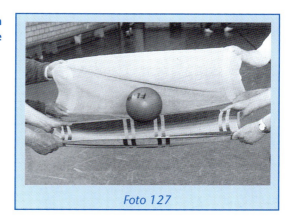
Foto 127

Den Ball in das Tuch der Nachbargruppe werfen, die Nachbargruppe fängt
(Foto 128)

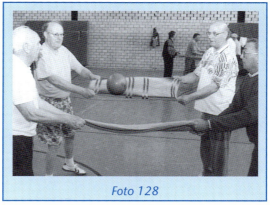
Foto 128

Den Ball beliebig hochwerfen und zur Seite gehen, so dass die Partnergruppe fangen kann

Variation:
- Aufstellung in der Gasse: Ball von Handtuch zu Handtuch weitergeben, am Ende entweder mit Ball im Handtuch um die Gruppe herumlaufen auf Position 1 (Foto 129).

	• Oder zu Position 1 zurückwerfen, dann um die Gruppe herum auf Position 1 laufen.
	• Oder zu Position 1 unter den Handtüchern her zurückrollen, dann zu Position 1 laufen.
Spiel:	Handtuchball über die Schnur.

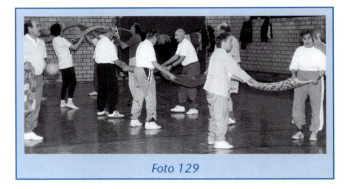

Foto 129

Übungen mit dem Fallschirm oder Schwungtuch

Das Tuch/der Fallschirm sollte so beschaffen sein, dass ein optimales Schwingen und Schweben des Geräts möglich ist. Vorteilhaft sind Handgriffe, da man daran das Tuch besser und länger festhalten kann, ohne dass die Finger oder Hände verkrampfen.

Die Hände und Finger zwischendurch immer wieder lockern und andersartig betätigen!

1. Schwingen des Tuchs durch Heben und Senken der Arme

Auf die Beinarbeit achten! Füße stehen in Schrittstellung, das Schwungholen erfolgt aus den gebeugten Beinen heraus; mit der Streckung der Arme erfolgt eine Ganzkörperstreckung!

Die Bewegung des Fallschirms aufnehmen! Dadurch kehrt Ruhe statt Hektik ein. Ein Ausdauereffekt wird durch mehrfache Schwungwiederholung erzielt.

Auf- und Abschwingen des Tuchs; die Bewegung rhythmisieren
(Foto 130)

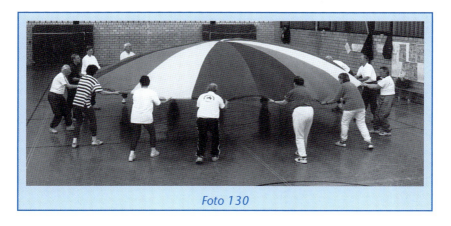

Foto 130

Hochschwingen und den Fallschirm an der höchsten Position loslassen (Foto 131)

Hinweis:	Einige Male vorher Schwung holen!
Variation:	• Vor dem Loslassen gemeinsam zur Mitte gehen.
	• Das Tuch wieder auffangen.

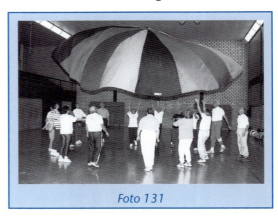

Foto 131

Fallschirmpilz: Hochschwingen und gemeinsam zur Mitte gehen, ohne den Fallschirm loszulassen, den Fallschirm über sich fallen lassen (Foto 132)

Variation: Sobald der Fallschirm in sich fällt, wieder auseinander gehen und sofort neu Schwung holen.

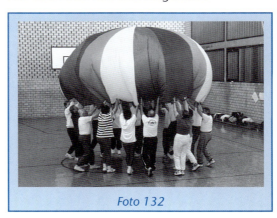

Foto 132

Hochschwingen und Platzwechsel unter dem Tuch her

Hinweis: Nicht laufen!

Variation:
- Nur zwei Gegenüberstehende tauschen ihren Platz.
- Jeweils diejenigen, die sich einer Tuchfarbe zuordnen lassen, tauschen ihre Plätze beliebig (bei radial bedrucktem Fallschirm).
- Platztausch nach Namensnennung.
- Beim Schwungtuch: Die gegenüberstehenden Seiten tauschen die Plätze, während die anderen schwingen.
- Leichter ist es, unter dem hochgehaltenen (nicht geschwungenem) Tuch herzugehen.

2. Wellenbewegung des Fallschirms: Durch schnellere Armbewegungen mit geringerer Bewegungsweite wird das Tuch in unregelmäßiger Bewegung gehalten.

Den Fallschirm in Brusthöhe in Wellen bewegen, schlagen

Variation:
- In Kopfhöhe das Tuch bewegen.
- Über Kopfhöhe das Tuch bewegen (Foto 133).

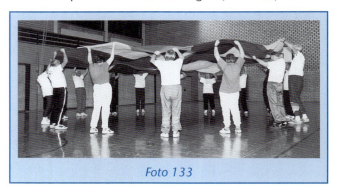

Foto 133

Beim Seitwärtsgehen das Tuch in allen drei Höhen in Bewegung halten

Der Fallschirm wird nur mit einer Hand gehalten: Beim Gehen im oder gegen den Uhrzeigersinn wird die Wellenbewegung ausgeführt (Foto 134)

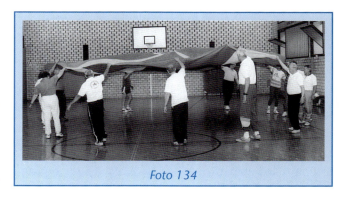

Foto 134

3. Fallschirm als Scheibe: Der Fallschirm wird möglichst straff gehalten, dabei kann man sich ruhig ein bisschen nach außenlehnen (Foto 135)

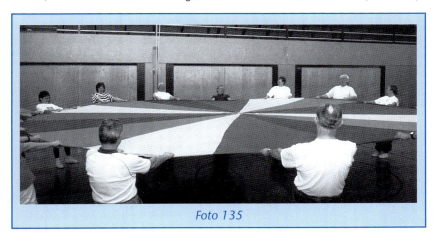
Foto 135

Gehen seitwärts nach re, li (das Tuch wird mit beiden Händen gehalten)
Variation:
- Seitwärts gehen mit Nachsetzen.
- Seitwärts gehen mit Überkreuzen vorlings und rücklings.

Das Tuch wird nur mit einer Hand halten: Gehen im oder gegen den Uhrzeigersinn
Variation:
- Gehen im Uhrzeigersinn, dann 1/2-Drehung und Handwechsel, gegen den Uhrzeigersinn weitergehen.
- Mit der freien Hand verschiedene Bewegungen ausführen, etwa Armschwingen, Armkreisen.
- Mit den Beinen verschiedene Bewegungen ausführen, etwa anwinkeln, nachsetzen.

Schwungscheibe: Im Stand wird das Tuch in eine rotierende Bewegung versetzt durch Vor-seit-rück-seit-Bewegung des ganzen Körpers bei festem Stand und Festhalten des Tuchs, wobei die

Gruppenmitglieder sich zeitlich geringfügig versetzt bewegen (Foto 136)

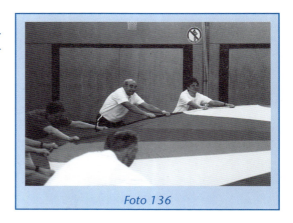

Foto 136

Drehteller: Der Fallschirm wird so schnell wie möglich weitergereicht, dabei bleiben die Teilnehmer stehen und reichen das Tuch so weiter, dass es sich wie ein Teller dreht

4. Fallschirm und Ball

Mit dem Tuch einen Ball, mehrere Bälle hochwerfen

Hinweis: Die Bälle dürfen nicht zu schwer sein, gut eignen sich Softbälle, Tennisbälle, Luftballons.

Variation:
- Durch Hochschwingen des Tuchs.
- Durch Wellenbewegung des Tuchs.

Einen Ball auf das straff gehaltene Tuch legen, dann das Tuch auf den Boden legen und wieder weit nach oben heben, ohne dass der Ball hinunterrollt

Variation: Der Ball darf sich bei Tuchablage nicht einmal bewegen.

Einen oder mehrere Bälle von einer zur gegenüberliegenden Seite des Schwungtuchs rollen lassen

Einen Ball (oder mehrere Bälle parallel) kreisen lassen, möglichst weit an der Außenkante

Hinweis: Hier eignen sich eher schwerere Bälle (z.B. Volleyball, Gymnastikball).

Spiel:
- Balljagd: Zwei Bälle kreisen so auf dem Tuch, dass der eine den anderen einholt – oder eben nicht!
  Hinweis: Am interessantesten ist es mit zwei unterschiedlich großen Bällen.

Fallschirmtennis: Ein Korb (Eimer) und zwei Tischtennisbälle werden ins Tuch gegeben. Durch Wellenbewegung des Fallschirms sollen die Bälle in den Korb befördert werden (Foto 137)

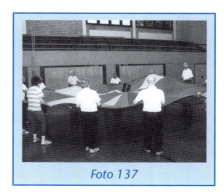

Foto 137

Übungen an und auf der Langbank

1. Fortbewegung auf der Bank

Auf der Bank gehen

Hinweis: Vorsicht bei instabilen Bänken! Partnerhilfe anbieten zum Festhalten, insbesondere beim Rückwärtsgehen. Ende der Bank ansagen lassen!

Variation:
- Vorwärts, rückwärts, seitwärts gehen (Foto 138).
- Mit Nachstellschritt.
- Mit Überkreuzen der Beine beim Seitwärtsgehen.
- Auf Zehenspitzen über die Bank gehen.
- Mit gekreuzten Beinen über die Bank gehen, vorwärts, rückwärts (Foto 139).
- Bis zur Mitte der Bank vorwärts gehen, dann 1/2-Drehung, rückwärts weitergehen.
- Bis zur Mitte der Bank vorwärts gehen, dann 1/1-Drehung und weitergehen.
- Zwei Übende begegnen sich auf der Bank und versuchen, ohne abzusteigen, aneinander vorbeizukommen.
- Die Bank umdrehen und darauf balancieren (Verkleinerung der Unterstützungsfläche).

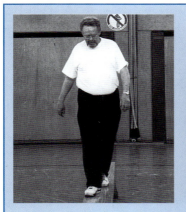
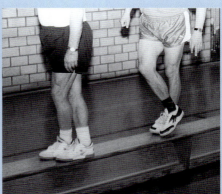

Foto 138 und 139

Ein Fuß geht auf der Bank, der andere auf dem Boden
(Foto 140)

Hinweis: Die Übung wird schwieriger und anstrengender, wenn das obere Bein bei jedem Schritt fast durchgedrückt wird. Beinwechsel!

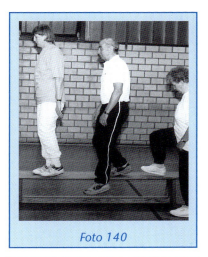

Foto 140

Reitersitz: Vorwärts, rückwärts über die Bank rutschen, dabei sich mit den Beinen vorziehen oder zurückschieben (Foto 141)

Variation: Die Beine auf die Bank setzen und dann schieben oder ziehen.

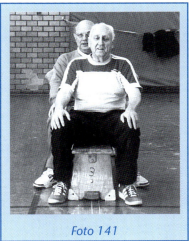

Foto 141

Hockwende

Hinweis: Zwischendurch immer wieder aufrichten! Hände flach auf die Bank, Finger nach vorne/schräg nach vorne zeigen lassen! Atemhinweis! Da diese Übung relativ schwer ist, bitte folgende Variationen beachten!

Variation:
- Bei aufgestützten Händen nacheinander mit den Beinen die Bank übersteigen (Foto 142).
- Bei aufgestützten Händen mit den Beinen nacheinander die Bank überspringen.

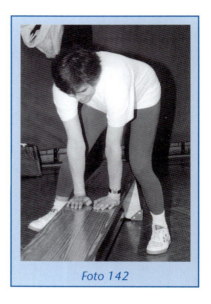

Foto 142

2. Die Bank als Hindernis

Mit gegrätschten Beinen über der Bank gehen, vorwärts, rückwärts (Foto 143)

Variation: Mit Stütz der Hände auf der Bank.

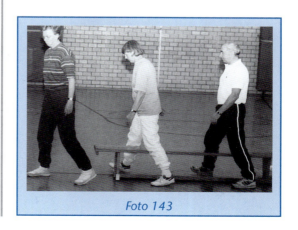

Foto 143

Li neben der Bank stehen, mit dem li Fuß über die Bank nach re steigen und andersherum weiter (Foto 144)

Hinweis: Jeweils auf dem Ballen drehen!

Die Bank überqueren

Variation:
- Bei jeder Überquerung mit beiden Füßen auf die Bank steigen und mit beiden Füßen wieder runter.
- Bei jeder Überquerung mit einem Fuß auf die Bank steigen und den anderen sofort auf der anderen Bankseite aufsetzen.
- Die Bank überqueren, ohne sie zu berühren (Foto 145).
- Die Bank jeweils mit beiden Füßen nacheinander seitwärts übersteigen.

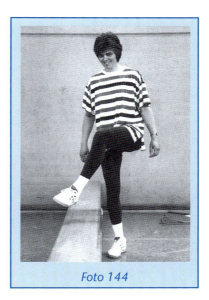

Foto 144

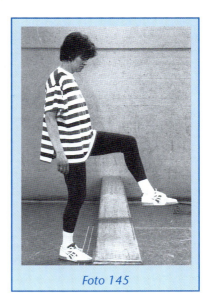

Foto 145

3. Übungen im Stand an der Bank

Seitgrätsche neben der Bank mit einem Fuß auf der Bank: Rumpfseitbeuge zur Bank (Foto 146)

Ziel:	Dehnung der Oberschenkelinnenseite und der Körperseite
Hinweis:	Nicht mit der Hüfte ausweichen!

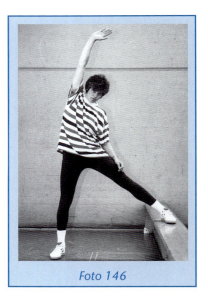

Foto 146

Schrittstellung vor der Bank mit dem vorderen Fuß auf der Bank: Das vordere Bein beugen (Foto 147)

Ziel:	Dehnung des Iliopsoas
Hinweis:	Nicht zu stark ins Hohlkreuz gehen!

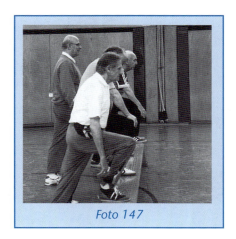

Foto 147

FUNKTIONSGYMNASTIK MIT GERÄTEN: LANGBANK

Schrittstellung vor der Bank mit dem vorderen Fuß/Ferse auf der Bank: Das vordere Bein bleibt gestreckt, Standbein beugen, geraden Oberkörper nach vorn beugen (Foto 148)

Ziel: Dehnung der hinteren Oberschenkelmuskulatur

Hinweis: Oberkörper bleibt gerade!

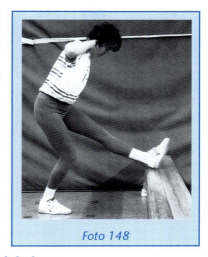

Foto 148

Schlussstand vor der Bank: abwechselnd re, li Fuß auf die Bank heben

Variation:
- Abwechselnd mit dem re und li Fuß aufsteigen und das jeweilige Bein strecken, den Fuß rückwärts wieder leise auf den Boden setzen (Foto 149).
- Mit beiden Füßen (nacheinander) auf die Bank steigen, rückwärts wieder runter, leise aufsetzen.
- Nach vorn hinuntersteigen (Foto 150).

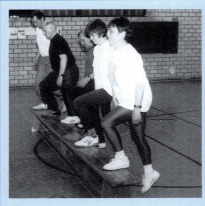 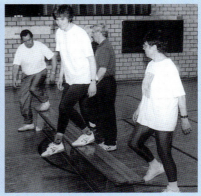

Foto 149 und 150

- Rückwärts mit einem Fuß auf die Bank steigen, vorwärts wieder runter.
- Rückwärts mit einem Fuß auf die Bank steigen, rückwärts zur anderen Bankseite runter.
- Rückwärts mit beiden Füßen aufsteigen, rückwärts weiter zur anderen Bankseite runter.
- Vorwärts, rückwärts die Bank mit einem Bein übersteigen: Standbein bleibt stehen, mit dem Spielbein nur den Boden auf der anderen Seite antippen (Partner stützt).
- Vorwärts, rückwärts die Bank mit beiden Beinen übersteigen (Partnerhilfe).

Hinweis: Diese Übungen lassen sich auch gut als Partner- oder Gruppenübung gestalten: Partner/Gruppe arbeitet gleichzeitig oder zeitlich versetzt oder spiegelbildlich.

4. Übungen im Sitzen auf der Bank

Aufrechter Sitz: Becken kippen, vor und zurück, mit und ohne Handstütz auf der Bank

Ziel: Körperbewusstsein
Variation: Unterarme werden auf die Knie gestützt, dann Becken kippen.

Aufrechter Sitz – in sich fallen – aufrichten

Ziel: Haltungsschulung

Sich räkeln: Abwechselnd re, li Arm, beide Arme strecken in alle Richtungen

Brustkorb nach re, li verschieben

Ziel: Mobilisation der Wirbelsäule
Hinweis: Hände sind aufgestützt.
Variation: Brustkorb nach vorn, nach hinten verschieben.

Rumpfbeuge (Foto 151a)

Hinweis: Gerader Rücken! Atemhinweis!
Variation: Entspannungshaltung einnehmen, anschließend aufrollen zum aufrechten Sitz (Foto 151b).

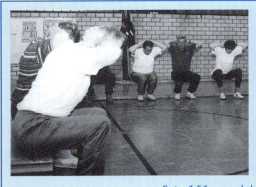 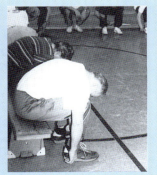

Foto 151a und b

Rumpfseitbeuge, Arme in Hochhalte

Rumpfdrehen, Hände liegen am Nacken
Hinweis: | Das Gesäß bleibt fixiert, Atemhinweis!

Rumpfdrehbeuge: Die Hände liegen am Nacken: Re Ellbogen zum li Knie führen und andersherum (Foto 152)
Hinweis: | Erst drehen, dann beugen! Langsam ausführen! Gerader Rücken!
Variation: |
- Das Knie wird dem Ellbogen entgegengehoben (Foto 153).
- Die re Hand wird zum li Fuß geführt: Schnürsenkel binden!

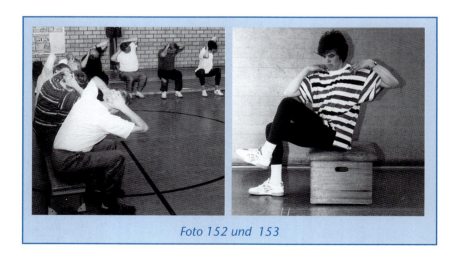

Foto 152 und 153

Aufstehen – hinsetzen
Hinweis: | Auf wirbelsäulengerechtes Aufstehen achten: Schrittstellung, Handstütz auf den Knien, Gewicht nach vorn verlagern!

Handstütz auf der Bank: Gesäß heben bis zur Spannbeuge
Ziel: | Dehnung des Iliopsoas
Hinweis: | Atemhinweis! Gesäß anspannen!

Beide Beine strecken, Füße bleiben auf dem Boden: Füße beugen und strecken
Ziel: | Dehnung/Kräftigung der Unterschenkelmuskulatur; Koordination
Hinweis: | Beim Strecken die Zehen krallen und nach unten drücken, eventuell Fersen anheben; beim Beugen die Zehen spreizen und hochziehen in Richtung Knie.
Variation: | • Beim Beugen den kleinen Zeh/den großen Zeh verstärkt anziehen.
• Die Füße arbeiten gegengleich („Kuppeln – Gasgeben").

Beine strecken: Die Füße nach re und li drehen; auch gegeneinander: „Scheibenwischer" (Foto 154)
Variation: | • Die Füße geschlossen kreisen lassen; rechts-/linksherum.
• Die Füße gegeneinander kreisen lassen; rechts-/linksherum.

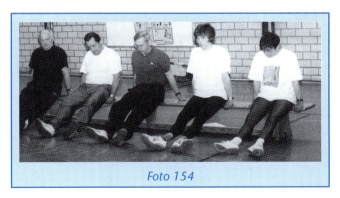

Foto 154

Beine anwinkeln, abwechselnd Ferse und Fußspitze auf den Boden tippen
Ziel: | Koordination
Variation: | Die Füße arbeiten gegengleich: Wenn der re Fuß die Ferse auf den Boden tippt, setzt der li Fuß mit der Spitze auf.

Re, li gebeugtes Bein abwechselnd anheben (Foto 155)

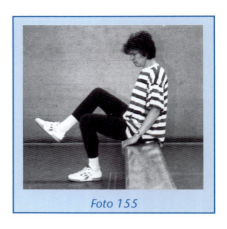

Foto 155

Mit dem re, li Bein, mit beiden Beinen Rad fahren
Ziel: Kräftigung von Bauch- und Oberschenkelmuskulatur; Mobilisation in den Hüftgelenken
Hinweis: Weit zurücklehnen und abstützen, Atemhinweis! Auf deutlichen Fußeinsatz achten! Atemhinweis!

Re, li Oberschenkel abwechselnd anheben und dann das Bein strecken
Ziel: Kräftigung der Oberschenkelmuskulatur
Hinweis: Atemhinweis!

Re gebeugtes Bein anheben und li Arm nach oben strecken; Seitenwechsel
Ziel: Koordination

Übungen auf der Langbank mit Handgeräten

1. Übungen mit dem Ball, im Gehen neben der Bank her

Ball mit einer Hand, mit beiden Händen über die Bank rollen
Variation: Vorwärts, seitwärts, rückwärts gehen.

Ball auf der Bank prellen
(Foto 156)
Variation:
- Vorwärts, seitwärts, rückwärts gehen.
- Seitgalopp.
  Hinweis: Seitgalopp nur bei sehr gut belastbaren Teilnehmern anbieten!

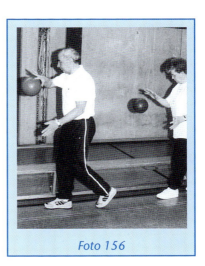

Foto 156

Den Ball auf den Boden jenseits der Bank prellen mit re, li Hand; vorwärts, seitwärts oder rückwärts gehen

2. *Übungen mit dem Ball beim Balancieren auf der Bank, dabei vorwärts und rückwärts gehen und mit re und li üben*

Auf der Bank gehen und den Ball auf der Bank prellen
Variation:
- Mit und ohne Fangen.
- Den Ball auf den Boden prellen.

Auf der Bank gehen und den Ball hochwerfen und fangen
Variation:
- Wurfhöhe verändern.
- Ball von einer in die andere Hand werfen, dabei Abstand der Hände zunehmend vergrößern.

Übung mit Partner, der auf dem Boden nebenher geht: Sich den Ball zuwerfen oder zuprellen

3. *Übungen mit dem Reifen, im Gehen neben der Bank her*

Reifen auf der Bank mit der re, li Hand rollen
(Foto 157)

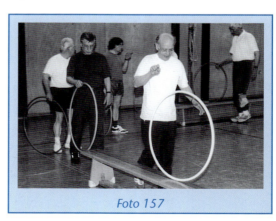

Foto 157

Reifen auf der anderen Seite der Bank mit der re, li Hand rollen

4. Übungen mit dem Reifen im Gehen auf der Bank, vorwärts und rückwärts gehen und mit re und li üben

Reifen an der ausgestreckten re, li Hand tragen

Reifen an der re, li Seite kreiseln lassen

Reifen vor dem Körper kreiseln

Durch den Reifen steigen, vorwärts, rückwärts
(Foto 158)
Variation: Seitwärts gehen und durch den Reifen steigen.

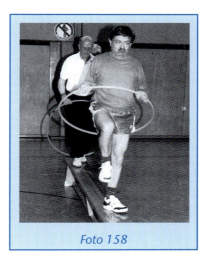
Foto 158

5. Gehen über die Bank mit Hindernissen

Einen Medizinball übersteigen

Ein gehaltenes Seil übersteigen oder darunter hergehen

Durch einen waagerecht oder senkrecht gehaltenen Reifen steigen
Variation:
- Zusätzlich einen Ball balancieren.
- Zusätzlich einen Ball werfen (Foto 159).
- Zusätzlich einen Ball prellen.

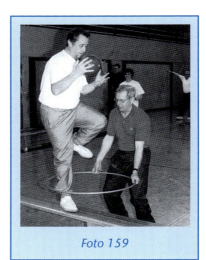
Foto 159

6. Übungen in der Gruppe, auf der Bank sitzend

Die folgenden Übungen eignen sich auch als Staffelspiele und können gut miteinander kombiniert werden!

Alle sitzen nebeneinander

Einen Ball seitwärts über die ausgestreckten Füße rollen lassen.
Hinweis: Nur die Füße arbeiten!

Den Ball seitwärts unter den angewinkelten Beinen herrollen lassen

Den Ball abwechselnd unter und über den Beinen weiterreichen; jeder reicht den Ball mit zwei Händen weiter, der Ball läuft schlangenförmig durch die Beinreihe

Den Ball mit beiden Händen seitwärts über den Köpfen (leichte Rumpfseitbeuge) weiterreichen

Den Ball hinter dem Rücken mit beiden Händen weiterreichen

Ball prellend weitergeben

Im Reitersitz

Ball über die Köpfe nach hinten, nach vorn weitergeben

Ball nach kurzem Aufstehen unter den Beinen mit beiden Händen nach hinten weiterreichen

Ball unter dem re, li Arm her nach hinten weiterreichen

Ball auf der re, li Seite unter den Beinen herreichen

Ball auf der re, li Seite unter den Beinen herrollen
Variation: Weitere Möglichkeiten ergeben sich durch das Hinzuziehen anderer Geräte, z.B. Staffelstab, Luftballon.

Übungen auf dem kleinen Kasten

1. Übungen im Sitzen auf dem Kasten ohne Handgerät

Siehe unter „Übungen im Sitzen auf der Langbank"(s. S. 177ff.), hinzu kommen Übungen, bei denen man jeweils an der Seite des Sitzmöbels Platz braucht:

Die Arme an der Körperseite vor- und zurückschwingen
(Foto 160)

Hinweis: Hier bietet es sich an, sich auf die Schmalseite des Kastens zu setzen.

Variation:
- Beide Arme parallel schwingen.
- Arme gegengleich schwingen.
- Arme schwingen auf einer Seite.
- Arme schwingen abwechselnd re und li in Form einer Acht.

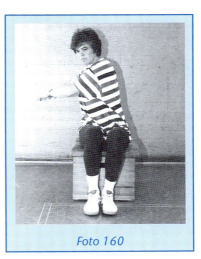

Foto 160

2. Übungen mit Ball

Den Ball mit den Händen um die Beine kreisen lassen
Hinweis: Auf geraden Rücken achten! Atemhinweis!
Variation:
- Um die Unterschenkel kreisen lassen.
- Um die Oberschenkel kreisen lassen.
- In Achterkreisen um die abwechselnd angehobenen Beine.

Ball um den Bauch kreisen lassen bei aufrechtem Sitz
Variation: Den Ball um den Bauch rollen (der Ball hat immer Körperkontakt).

Den Ball von re nach li und andersherum über den Kopf werfen und fangen

Den Ball mit den Füßen rollen

Hinweis: Die Füße bleiben die ganze Zeit am Ball. Atemhinweis! Mit den Händen hinten abstützen!

Variation:
- Vor- und zurückrollen.
- Schräg nach vorne re und li rollen (Foto 161).
- Mit ausgestreckten Beinen den Ball von re nach li rollen.
- Um den Kasten herumrollen, der ganze Körper dreht mit.
- Mit dem Ball bestimmte Figuren malen (z.B. Kreise).

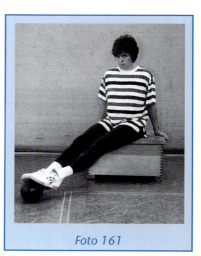

Foto 161

Den Ball mit den Füßen tragen

Den Ball mit den Füßen fassen, Beine strecken und anziehen, dabei vorn und hinten jeweils absetzen

Hinweis: Mit den Händen hinter dem Körper abstützen! Atemhinweis!

Variation:
- Die Beine schräg nach re, li strecken, aufsetzen.
- Den Ball mit den Füßen halten, Beine angewinkelt, Körperdrehung auf dem Kasten; rechts-/linksherum.
- Den Ball zwischen den Knien halten und dann 1/1-Drehung.

Spielform:
- Die Gruppe sitzt im Kreis, der Ball wird mit den Füßen (von Fuß zu Fuß) weitergegeben, der Ball darf dabei

nicht auf den Boden fallen. Maximal jeder Zweite hat einen Ball.
- Dito; nur ein Ball wird mit den Füßen weitergereicht, ein zweiter Ball wird mit den Händen weitergegeben.

Den Ball prellen

Variation:
- Vor dem Kasten prellen; re, li vorne.
- An der re, li Seite prellen.
- Von weit re nach weit li prellen.
- Um den Kasten herumprellen mit Handwechsel hinter dem Rücken.
- Um den Kasten herumprellen, wobei der ganze Körper mitdreht. (Foto 162).

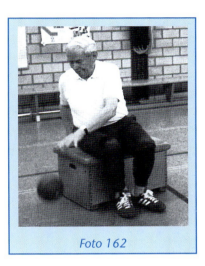

Foto 162

Den Ball über die gestreckten Beine rollen lassen, auffangen mit den Füßen durch Anziehen der Füße; Fersen leicht auseinander

Hinweis: Atemhinweis! Nur bei geübten Teilnehmern möglich!
Variation: Durch schnelles Anheben der Beine den Ball wieder zurückwerfen.

Den Ball über die ausgestreckten Arme rollen lassen

Variation:
- Den Ball über einen Arm rollen lassen, vom Brustbein zur Hand.
- Den Ball über die parallel gehaltenen Arme von den Händen zum Brustbein rollen lassen.
- Den Ball über beide jeweils zur Seite gehaltenen Arme in einem Zuge von der li zur re Hand rollen lassen.

Übungen mit dem Gymnastikband

Übungen mit diesem Gerät sind nur für gut belastbare Teilnehmende geeignet und auch hier nur kurzzeitig einsetzbar, da die Anforderungen an das Herz-Kreislauf-System durch die fortlaufenden Schwungbewegungen zu hoch sind. Andererseits macht die Gymnastik mit dem Band sehr viel Freude, schon dadurch, dass den Teilnehmenden im Finden und Erfinden neuer Figuren kaum Grenzen gesetzt sind. Also, halten Sie sich nicht allein an die wenigen angegebenen Übungen, sondern experimentieren Sie ein wenig!

1. Übungen im Stand
Das Band schwingen
Variation:
- Vor- und zurückschwingen an der Körperseite.
- Vor dem Körper nach re und li schwingen.
- Nach dem Schwung das Band hochwerfen und wieder auffangen.

Das Band vor dem Körper kreisen (frontal); rechts-/linksherum
Variation:
- Senkrechte Kreise (vertikal) aus dem Handgelenk (Handkreisen).
- Senkrechte Kreisschwünge aus dem ganzen Arm.
- Waagerechte Kreise (horizontal) aus dem Handgelenk.
- Waagerechte Kreisschwünge aus dem ganzen Arm.
- Achterschwünge.

Das Band über dem Kopf kreisen; rechts-/linksherum
Variation:
- Handkreisen.
- Kreisschwünge.

Das Band an der Seite (sagittal) kreisen
Variation:
- Senkrechte Handkreise; Kreisschwünge; vorwärts, rückwärts.
- Waagerechte Handkreise; Kreisschwünge; rechts-/linksherum.

Mit dem Band große Kreise schlagen (Kreisschwünge), dabei beide Enden festhalten
(Grafik 17)

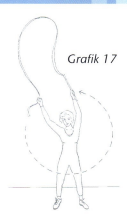

Grafik 17

2. Übungen in der Fortbewegung

Alle oben genannten Übungen lassen sich in der Fortbewegung (vorwärts, seitwärts, rückwärts gehen oder laufen) durchführen.

Beim Vorwärtsgehen das Band in großen Kreisen schwingen und dabei übersteigen oder überlaufen

Schlangen schlagen, dabei vorwärts, rückwärts oder seitwärts gehen
Variation:
- Auf dem Boden, in der Luft.
- Senkrecht, waagerecht.
- Waagerechte Schlangen schlagen und übersteigen oder überlaufen.

Spiralen schlagen (Grafik 18)
Variation:
- Beim Rückwärtsgehen durch Kreisen der Hand.
- Im Stand durch Bewegen des ganzen Arms.

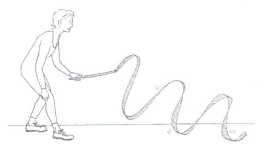

Grafik 18

Übungen mit der Keule

Bei Übungen mit ein oder zwei Keulen stehen Schwungbewegungen im Vordergrund, wodurch unter anderem Reize zur Ausdauerschulung gesetzt werden können. Die Koordination wird gefördert durch gleichzeitige Kreisbewegungen der Arme mit verschiedenen Radien und Richtungen, ebenso durch Übungen zum Werfen und Fangen oder Übersteigen. Wie bei Übungen mit Stab und Reifen sind auch hier geeignete Organisationsformen zu wählen, um Verletzungen zu vermeiden.

1. Die Keule schwingen

Die Keule an der re, li Seite vor- und zurückschwingen

Die Keule vor, hinter dem Körper seitwärts schwingen mit der re, li Hand

Hinweis: Der ganze Körper geht mit!
Variation:
- Mit Handwechsel.
- In Achterkreisen vor dem Körper schwingen.

Die Keule in großem Kreis vor dem Körper schwingen
Variation:
- Mit der re, li Hand ohne Handwechsel.
- Mit Handwechsel: Keulenübergabe über dem Kopf und unten.

Die Keule im großen Kreis an der Seite schwingen
Variation: Achterschwünge; abwechselnd auf der re und li Seite im Kreis schwingen.

Die Keule um den Körper herumgeben

Die Keule unter dem angehobenen Bein herschwingen
Variation: In Achterkreisen um die abwechselnd angehobenen Beine schwingen.

2. Die Keule werfen

Die Keule werfen und fangen

Ziel:	Koordination
Variation:	• So werfen, dass sie sich nicht dreht.
	• So werfen, dass sich die Keule ein bis mehrere Male in der Luft dreht, bevor sie wieder aufgefangen wird.

3. Die Keule balancieren

Die Keule auf der Handfläche, dem Handrücken balancieren

Die Keule auf dem Ellbogen balancieren

4. Dehnübungen mit der Keule

Die Keule hinter dem Rücken beidhändig fassen: Arme hochziehen

Die Keule in Vorhalte beidhändig fassen: Oberkörper drehen

Hinweis:	Gesundheitshaltung! Hüfte bleibt fixiert!

Die Keule in Hochhalte beidhändig fassen: Rumpfseitbeuge

5. Weitere Übungen mit der Keule

Re, li Bein über die stehende Keule schwingen

Über mehrere, hintereinander aufgestellte Keulen steigen

Ziel:	Koordination.

Die Keulen stehen im Kreis: Im Slalom um die Keulen gehen

6. Übungen mit zwei Keulen

Zwei Keulen parallel schwingen
Variation:
- Vor und zurück bzw. hin und her (Pendel).
- Kreisschwünge.
- Vor dem Körper.
- An der Körperseite.

Zwei Keulen gegengleich seitwärts schwingen und zusammenschlagen
Variation:
- Unter dem angehobenen Bein.
- Über dem Kopf.
- Vor dem Körper und hinter dem Rücken.

Zwei Keulen gegengleich vor- und zurückschwingen

Mit einer Keule große Kreise, mit der anderen Keule kleine Kreise schlagen

Mit einer Keule vor dem Körper im Kreis schwingen, mit der anderen an der Körperseite

7. Übungen im Sitzen auf dem kleinen Kasten

Keule vor sich hinstellen, mit den Füßen umwerfen und mit den Füßen wieder aufrichten
Ziel: | Fußgymnastik

Keule vor sich hinstellen: Mit den Füßen fassen und versetzen, leise wieder abstellen

Keule mit den Füßen um den Kasten rollen

Keule mit einem Fuß um das andere Bein rollen

Keule vor sich hinstellen: Re, li Bein nacheinander von re nach li darüber heben

Keule vor sich hinstellen: Re, li Bein über der Keule ausstrecken und wieder anziehen, absetzen

8. Partnerübungen mit der Keule

Keule an den gegenüberstehenden Partner übergeben (nicht werfen)
Variation: | Keule zuwerfen und fangen.

Partner stehen Rücken an Rücken

Keule um den Körper herumreichen

Keule in Achterkreisen um die Partner herumreichen
Hinweis: | Gesundheitshaltung!

Keule unter den Beinen hindurchreichen
Hinweis: | Gesundheitshaltung!

Übungen mit dem Luftballon

Übungen mit dem Luftballon dienen in erster Linie der Koordinationsverbesserung, insbesondere der Förderung der Gleichgewichts-, Differenzierungs- und Reaktionsfähigkeit. Darüber hinaus haben sie Bedeutung bei der Entwicklung des Körpergefühls. Vor allem in Übungsgruppen lässt sich der Luftballon als Übungsgerät gut verwenden.

1. *Luftballon in der Luft halten*

Ziel: Förderung der Koordination, speziell der Differenzierungs- und Reaktionsfähigkeit

Variation:
- Mit den Händen.
- Mit den einzelnen Fingern.
- Mit dem Kopf.
- Mit den Ellbogen.
- Mit den Beinen, den Knien, den Füßen.
- Alle vorgenannten Möglichkeiten abwechselnd oder in einer bestimmten, vorgegebenen Reihenfolge durchführen.
- Im Stand, in der Fortbewegung.
- Den Luftballon zwischen re und li Hand, Finger, Ellbogen, Fuß hin- und herspielen, dabei auch längere Flugphasen ausprobieren.

Spiel:
- Alle Teilnehmer halten zusammen alle Luftballons in der Luft; d.h., es findet ein steter Luftballonwechsel statt.
- Bei verschiedenfarbigen Luftballons können Aufgaben mit Farbzuordnungen gestellt werden.
- Luftballon im Kreis weitergeben, ohne dass er zu Boden fällt.
- Steigerung der Anforderung durch Erhöhen der Ballonanzahl.

2. *Luftballon auf einem Körperteil führen (balancieren)*

Der Luftballon sollte dabei ständig Berührung mit dem jeweiligen Körperteil haben

Ziel: Schulung der Gleichgewichtsfähigkeit

Variation:
- Den Luftballon auf einzelnen Fingern balancieren.

- Den Luftballon auf dem Handrücken, auf der Handfläche balancieren.
- Auf dem Ellbogen balancieren.
- Auf dem Kopf balancieren.
- Mit dem Fuß balancieren.
- Während des Balancierens vorwärts, seitwärts, rückwärts gehen oder laufen.

3. Übungen mit dem Luftballon und einem Partner

Den Ballon zwischen Stirn, Schläfen, Brust, Bauch, Schulter, Schulterblättern, Gesäß oder Oberschenkeln der Partner halten und sich fortbewegen; vorwärts, rückwärts, seitwärts

Variation: Der Ballon wird zwischen den Partnern gehalten: Beide Partner drehen sich gleichzeitig gegeneinander, ohne den Ballon zu verlieren. Der Ballon rollt quasi um den Körper.

Einfache Handfassung der Partner (nebeneinander): Gemeinsam einen Luftballon treiben durch abwechselndes Darrunterschlagen mit der Hand oder anderen Körperteilen

Einfache Handfassung der Partner: Zwei Luftballons werden getrieben

Variation
- Jeder Partner treibt seinen eigenen Luftballon.
- Beide Partner treiben gemeinsam beide Luftballons.

Einfache Handfassung der Partner: Partner A balanciert einen Luftballon

Variation: Beide Partner balancieren jeweils einen Luftballon bei gleich bleibender Handfassung.
Hinweis: Erst möglich, wenn diese Übung einzeln gut beherrscht wird.

Den Luftballon einander zuspielen (Abstand zwischen den Partnern ca. 2 m); verschiedene Zuspielarten ausprobieren!

Übungen mit dem Tennisring

1. Tennisring werfen und fangen
Tennisring vorhoch werfen

Hinweis:	Der Tennisring wird bei diesen Übungen senkrecht geworfen.
Variation:	• Werfen mit beiden Händen, mit einer Hand.
	• Fangen beidhändig, mit einer Hand.
	• Wurfhöhe verändern: je höher, desto schwieriger.
	• Schräg nach vorn werfen, zum Fangen entsprechend vorgehen.

Tennisring unter dem Bein her vorhoch werfen

Variation:	• Mit der re Hand von hinten unter dem re Bein herwerfen.
	• Mit der re Hand unter dem li Bein her, fangen mit beiden Händen, re, li.

Mit zwei oder mehreren Tennisringen jonglieren

2. Den Tennisring auf dem Boden kreiseln

Zwei Tennisringe gleichzeitig kreiseln und längere Zeit in Bewegung halten

Hinweis:	In die Hocke gehen oder im Sitzen arbeiten! Oder die Ringe auf einer erhöhten Fläche kreiseln!

3. *Übungen mit Partner und Tennisring, **Abstand** 4-5 m, je nach Fähigkeit enger oder weiter. Die Belastung erhöht sich, wenn beide Partner einen Tennisring haben.*

Tennisring einander zuwerfen (Der Tennisring fliegt vertikal)

Variation:
- Mit einer Hand werfen; mit einer oder beiden Händen fangen.
- Rückwärts einander zuwerfen (Grafik 19).
- Rückwärts zwischen den Beinen hindurchwerfen.
- Ein Partner hat in jeder Hand einen Tennisring und wirft beide Ringe möglichst gleichzeitig.
- Beide Partner haben jeweils zwei Tennisringe.

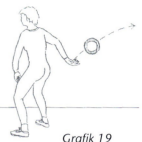

Grafik 19

Tennisring horizontal werfen

Variation:
- Fangen durch Zugreifen.
- Fangen auf dem entgegengestreckten Arm (Grafik 20).
- Fangen mit re, li.

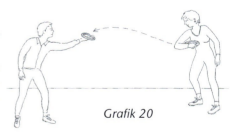

Grafik 20

Tennisring einander zurollen

Hinweis: Beim Vorwärtsrollen in den Knien beugen.
Variation:
- Mit einer Hand vorwärts zurollen.
- Den Tennisring rückwärts zum Partner rollen.
- Rückwärts zwischen den eigenen Beinen hindurchrollen.
- Durch die gegrätschten Beine des Partners rollen.

Partner A rollt, Partner B wirft den Ring waagerecht

Variation:
- Partner B wirft senkrecht.

Partner A wirft den Ring vertikal (senkrecht), Partner B horizontal (waagerecht)

Grafik 21

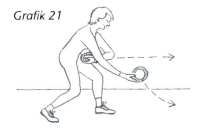

Partner A rollt den ersten Ring mit der re Hand und wirft den zweiten waagerecht mit der li Hand (horizontal); erst nacheinander, dann gleichzeitig (Grafik 21).

A wirft den ersten Ring senkrecht mit der re Hand und den zweiten waagerecht mit der li Hand; erst nacheinander, dann gleichzeitig (Grafik 22)

Variation:	• Mit der re Hand mit Unterhandwurf werfen. • Mit der re Hand mit Kernwurf werfen.

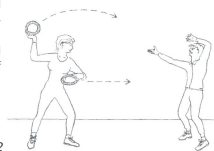

Grafik 22

4. Übungen mit Partner und zwei Tennisringen, beide Ringe in einer Hand

Beide Ringe gleichzeitig mit einer Hand werfen

Beide Ringe gleichzeitig zurollen

Hinweis:	Im Sitzen, bei kleinen Distanzen zwischen den Partnern, gut möglich.
Variation:	• Vorwärts. • Rückwärts. • Zwischen den Beinen hindurch.

5. Übungen mit Tennisring und Stab

Den Ring mit dem Stab passen; stoppen mit dem Fuß oder mit dem Stab durch Hineinstoßen

Den Ring mit dem Stab werfen; fangen mit der Hand oder mit dem Stab

Tennisring mit dem Stab fangen nach waagerechtem Zuwurf

Spiel: Ringhockey in geteiltem Feld: Ziel ist, den Ring über die Endlinie der gegnerischen Mannschaft hinauszuspielen. Der Tennisring wird mit dem Stab gepasst. Das Stoppen erfolgt mit den Füßen oder bei Fortgeschrittenen durch den Stab (Foto 163).

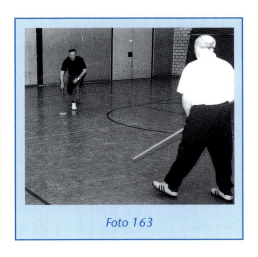

Foto 163

6. Übungen mit Tennisring und Ball

Partnerübungen, die Partner stehen im Abstand von 3-4 m einander gegenüber, jeder hat ein Gerät.

Tennisring und Ball rollen

Tennisring und Ball werfen
Variation:
- Tennisring waagerecht oder senkrecht und Ball im Bogenwurf werfen.
- Tennisring waagerecht oder senkrecht und Ball im Kernwurf werfen.
- Tennisring waagerecht oder senkrecht werfen und Ball mit Bodenpass.

Den Tennisring werfen und den Ball mit dem Fuß stoßen (Innenseitstoß)
Variation: Den Tennisring werfen und den Ball mit dem Fuß durch die Beine des Partners stoßen.

Den Tennisring rollen und den Ball werfen

Übungen mit dem Sandsäckchen

1. Balancieren

Sandsäckchen auf dem Kopf balancieren

Hinweis:	Haltungsschulung.
Variation:	• In der Fortbewegung; verschiedene Fortbewegungsweisen.
	• In der Fortbewegung mit Tempoveränderungen.
	• Im Stand hin- und herschwanken.
	• Beine anwinkeln.
	• Bewegungen mit den Armen ausführen.
	• Sich hinsetzen (auf eine Bank) und wieder aufstehen.

Sandsäckchen auf dem Handrücken, dem Unterarm balancieren

Variation: Sandsäckchen auf dem Knie, dem Fuß balancieren.

2. Werfen und Fangen

Sandsäckchen hochwerfen, auf dem Handrücken fangen

Variation:	• Sandsäckchen mit der Handfläche hochwerfen und mit dem Handrücken fangen und wieder hochwerfen, mit der Handfläche fangen.
	• Sandsäckchen hochwerfen, auf dem Kopf fangen.
	• Sandsäckchen hochwerfen, auf dem Knie fangen.

Sandsäckchen mit dem Fuß hochwerfen, mit der Hand fangen

Sandsäckchen von re nach li über den Kopf werfen und fangen und andersherum

Bei zur Seite gestrecktem Arm: Sandsäckchen hochwerfen, Arm drehen und Sandsäckchen wieder fangen in der Handfläche

Sandsäckchen von hinten unter dem gleichseitigen angehobenen Bein hochwerfen und mit der anderen Hand fangen

Sandsäckchen hochwerfen und beidhändig hinter dem Körper fangen

Sandsäckchen beidhändig hinter dem Körper hochwerfen und vor dem Körper fangen

3. Greifübungen mit dem Fuß, im Sitzen
Bitte barfuß üben!

Sandsäckchen mit den Zehen greifen, fallen lassen
Variation:
- Sandsäckchen mit den Zehen eines Fußes greifen, hochheben und an den anderen Fuß übergeben.
- Sandsäckchen mit den Zehen greifen und hochwerfen.
- Sandsäckchen mit den Zehen greifen, Bein anziehen und wieder strecken.

4. Übungen im Liegen

Bauchlage

Grafik 23

Sandsäckchen um die Taille reichen: Hüfte leicht anheben, um es unter dem Bauch herreichen zu können
(Grafik 23)

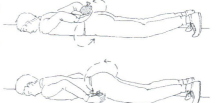

Ziel:	Mobilisation
Hinweis:	Atemhinweis!

Sandsäckchen mit gestreckten Armen im horizontalen Kreis vor dem Kopf und hinter dem Rücken weiterreichen

Ziel:	Kräftigung der Schultermuskulatur
Hinweis:	Kopf bleibt mit der Stirn auf dem Boden liegen, nach unten gucken!

Partnerübung: Ein Partner legt das Sandsäckchen auf verschiedene Körperstellen des anderen, der liegende Partner soll die Stellen erspüren

Ziel:	Körperwahrnehmung

Rückenlage

Beine anwinkeln: Sandsäckchen unter dem angehobenen Gesäß hin- und hergeben

Ziel:	Kräftigung der Gesäßmuskulatur

Beine anwinkeln: Sandsäckchen unter dem Gesäß und über dem Bauch im Kreis weitergeben

Ziel:	Kräftigung der Gesäßmuskulatur
Hinweis:	Atemhinweis! Das Gesäß wird immer wieder angehoben!

Übungen mit der Zeitung

1. Übungen mit der ausgebreiteten Zeitung

Ausgebreitete Zeitung vor dem Körper auf- und abschwingen

Ausgebreitete Zeitung vor dem Körper hin- und herschwingen

Ausgebreitete Zeitung in Achterkreisen schwingen
Variation:
- Achterkreise vor dem Körper.
- Achterkreise an der Körperseite.

Ausgebreitete Zeitung auf dem Kopf/Arm balancieren, ohne dass sie wegfliegt
Variation:
- Zeitung falten und balancieren.
- Gehen mit Tempoveränderungen.
- Gehen mit vielen Kurven.

Ausgebreitete Zeitung vor dem Bauch/der Brust tragen, ohne dass sie herunterfällt
Hinweis: Schnell genug gehen!

Ausgebreitete Zeitung über dem Kopf mit beiden Händen halten und gehen, sodass die Zeitung wie eine Fahne weht
Variation:
- Die Zeitung mit einer Hand halten.
- Die Zeitung neben dem Körper halten.

Die Zeitung wird durch ständiges Hochschlagen in der Luft gehalten

2. Übungen mit der zusammengerollten Zeitung

Zeitung zu einem Stab zusammenrollen (die Längsseite rollen)

Aufgerollte Zeitung an den Enden fassen, langsam in Hochhalte führen – einatmen durch die Nase; wieder senken – ausatmen durch den Mund
Ziel: | Atemübung

Aufgerollte Zeitung an beiden Enden fassen, in Brusthöhe halten, dann nach re bis zur Streckung des re Arms verschieben; ebenso nach li

Aufgerollte Zeitung in Tiefhalte: Re, li Knie bis an die Zeitung heben
Variation:
- Mit einem Fuß übersteigen.
- Mit beiden Füßen übersteigen.

Aufgerollte Zeitung mit einer Hand an einem Ende fassen: Mit der Zeitung Figuren in der Luft, auf dem Boden zeichnen (gegebenenfalls vom Partner erraten lassen)

3. Übungen auf der Zeitung

Sich auf der Zeitung rutschend fortbewegen (beide Füße bleiben die ganze Zeit auf der Zeitung)

Die Zeitung einmal durchreißen: sich auf der Zeitung fortbewegen, ohne den Boden zu berühren (beide Füße stehen auf einem Zeitungsteil; der jeweils freie Zeitungsteil wird mit der Hand, mit der Fußspitze vorangeschoben)

Verschiedene gymnastische Übungen im Stand, wobei die Zeitung eine verkleinerte Standfläche darstellt

Ziel: Koordination
Variation:
- Zehenstand.
- Einbeinstand.
- Armschwünge.
- Oberkörper drehen.
- Leichte Kniebeuge.
- Ganzkörperstreckung.
- Im Schlussstand hin- und herschwanken.

4. Übungen mit der zerknüllten Zeitung (Zeitungsball)

Zeitung in zwei Hälften zerteilen und zerknüllen: Hochwerfen und fangen
Variation: Zerknüllte Zeitungen jonglieren.

Zeitungsball durch Stoßen mit verschiedenen Körperteilen (Hand, Ellbogen, Arm, Knie, Fuß, Kopf) in der Luft halten

Zeitungsball unter den gegrätschten Beinen herreichen
Hinweis: In leichter Kniebeuge arbeiten, den Oberkörper nicht zu tief beugen, Gesundheitshaltung!
Variation:
- Um ein Bein reichen.
- In Achterkreisen um beide Beine reichen.

Zielwürfe mit dem Zeitungsball in Eimer oder Reifen

5. Partnerübungen

Die ausgebreitete/gefaltete Zeitung zwischen den Partnern transportieren, ohne dass sie zu Boden fällt oder zerreißt

Variation:
- Die Zeitung wird zwischen den Köpfen/den Schultern gehalten.
- Die Zeitung wird zwischen den Rücken/den Gesäßen gehalten.
- Die Zeitung wird zwischen den Hüften (an den Seiten) gehalten.
- Die Zeitung wird ausgebreitet mit den Händen an den vier Ecken gehalten. Die Partner bewegen sich durch den Raum vorwärts, seitwärts, rückwärts.

Den Zeitungsball einander zuspielen

Variation:
- Werfen auf verschiedene Arten.
- Stoßen mit dem Fuß.
- Durch die gegrätschten Beine des Partners stoßen (Innenseitstoß).
- In die zu einem Ring geschlossenen Arme werfen.

Jonglieren zu zweit mit drei und mehr Zeitungsbällen

Übungen mit weiteren Kleingeräten – Anregungen für weitere Gestaltungsmöglichkeiten

In diesem Kapitel werden noch ein paar Anregungen für den Einsatz weiterer unkonventioneller Geräte gegeben. Hierbei können ohne weiteres zahlreiche Übungen aus den vorher beschriebenen Kapiteln übertragen werden. Vielleicht motiviert diese Aufstellung zur Suche nach weiteren Experimenten!

Übungen mit Wäscheklammern

Da die Wäscheklammer ein sehr kleines Gerät darstellt, ist die Anforderung an die Koordination recht groß.

Wäscheklammer hochwerfen und fangen
Variation:
- Mit beiden Händen, mit einer Hand fangen.
- Von der re Hand zur li Hand.
- Wurfhöhe variieren.
- Jonglieren mit zwei Wäscheklammern.
- Zwei Wäscheklammern in eine Hand nehmen und hochwerfen, fangen.

Wäscheklammer um den Körper reichen
Variation:
- Um den Bauch.
- Um die Beine.
- In Achterkreisen um die Beine.
- Mehrere Wäscheklammern in eine Hand nehmen.

Wäscheklammer in einer Hand drehen
Variation:
- In jeder Hand eine Wäscheklammer drehen.
- Gleiche, gegensinnige Drehrichtung.

Wäscheklammer balancieren
Variation:
- Auf dem Kopf.
- Auf dem Handrücken (mehrere Klammern nehmen).
- Auf dem Fuß im Einbeinstand.

Greifübungen mit den Füßen (barfuß üben!)

Übungen mit Bierdeckeln

Bierdeckel balancieren
Variation:
- Auf dem Kopf.
- Auf der Fingerspitze.
- Auf dem Handrücken.
- Auf dem Ellbogen, dem Unterarm.
- Auf der Schulter.

Bierdeckel mit einer Hand hochwerfen, mit einer Hand durch Zugreifen fangen

Bierdeckel mit einer Hand hochwerfen, auf der Handfläche, dem Handrücken fangen

Mehrere Bierdeckel als Weg auslegen, über den die Teilnehmenden gehen
Variation: Einen Weg aus drei Bierdeckeln legen und eine längere Distanz überwinden

Partnerübung: Partner A legt Bierdeckel auf den Körper von B (B liegt oder ist in Kniebankstellung), B versucht, den Ort zu erspüren
Ziel: Körperwahrnehmung

Partnerübung: Bierdeckel einander zuwerfen
Variation:
- Der Bierdeckel fliegt waagerecht.
- Er fliegt senkrecht.

Partnerübung: Bierdeckel zurollen
Variation: Zwei oder mehrere Bierdeckel gleichzeitig mit einer oder mit zwei Händen rollen.

Übungen mit Staub-, kleinen Hals- oder Jongliertüchern

Das Tuch an einem Zipfel halten: winken und wedeln
Hinweis: Diese Bewegung erfolgt aus dem Handgelenk.
Variation: Das Tuch mit zwei Händen an je einem Zipfel fassen.

Das Tuch an einem Zipfel halten und schwingen
Hinweis: Diese Bewegung erfolgt aus dem ganzen Arm.
Variation:
- Vor dem Körper.
- An der Körperseite (sagittal).
- Das Tuch mit zwei Händen an je einem Zipfel fassen.

Das Tuch an einem Zipfel halten: Kreisschwünge
Variation:
- Vor dem Körper.
- An der Seite (sagittal).
- Achterschwünge vor dem Körper und sagittal.
- Die obengenannten Übungen mit Handwechsel.
- Das Tuch mit zwei Händen an je einer Ecke fassen und im Kreis schwingen.
- Das Tuch aus den Kreisschwüngen heraus hochwerfen und wieder greifen – weiterschwingen.
- Zwei und mehr Tücher nehmen und nacheinander aus dem Kreisschwung heraus hochwerfen und mit der anderen Hand wieder greifen.
- Jonglieren mit drei Tüchern.

Das Tuch um das jeweils angehobene Bein herumschwingen

Übungen mit dem Staffelstab

Siehe auch unter „Übungen mit der Keule"(s. S.190ff.).

Den Staffelstab mit den Händen schnell um den Körper geben

Den Staffelstab werfen und fangen

Partnerübung (Abstand ca. 2 m): Staffelstäbe schnell dem Partner übergeben, zuwerfen

Den Staffelstab in der Hand drehen

Fußgymnastik im Sitzen

Stab mit den Zehen greifen (barfuß üben!)

Stab mit den Füßen greifen und dem Partner übergeben

Stab mit den Füßen vor- und zurückrollen

Weitere Gymnastik im Sitzen

Den Stab auf die Füße legen, Beine anziehen und strecken

Variation: | Den Stab auf die Füße legen und die Beine nach re und li führen.

Den Stab zwischen die Füße nehmen und weitergeben an den Nachbarn

Übungen mit Gym-Sticks

Siehe auch unter „Übungen mit der Keule" (s. S. 190ff.) und „Übungen mit dem Staffelstab"(s. Vorseite).

Gym-Stick werfen und fangen

Gym-Stick mit den Händen/Füßen rollen

Gym-Stick mit den Zehen greifen und transportieren (barfuß üben)

Gym-Stick balancieren auf Fingern, Hand, Arm, Bein, Fuß; senkrecht oder waagerecht

Gym-Stick springen lassen und wieder auffangen

Gym-Stick in der Hand drehen

Mit dem Gym-Stick verschiedene Rhythmen schlagen
Variation:
- Rhythmen mit zwei Sticks schlagen.
- Gruppenrhythmen finden und einüben.

Wie wäre es mit dem Einsatz von **Frisbeescheiben** oder mit der Benutzung des **Therabands** oder einmal etwas ganz anderes: eine Gymnastik mit dem **Wassereimer**? Haben Sie schon einmal ausprobiert, **mit Tüchern, Bällen, Keulen, Tellern** zu **jonglieren (Zirkuskunststücke)**?

Außerdem bietet der **Pezziball** (Sitzball) noch viele weitere Möglichkeiten, wenn auch die Organisation hier etwas schwieriger sein dürfte.

Insbesondere für die Schulung der Körperwahrnehmung und Entspannung eignen sich **Tennis-** oder besser noch **Igelbälle**.

IV.3 Wassergymnastik

Gymnastik im Wasser ohne Hilfsmittel

1. Gehen

Vorwärts gehen, Arme verschränkt auf der Brust halten
Ziel: Wahrnehmung des Wasserwiderstands
Variation:
- Arme hinter dem Rücken verschränkt halten.
- Kraularmzug.
- Brustarmzug.
- Kreisen der Arme durch das Wasser.
- Gehen, dabei mit dem re Arm Brustarmzug, mit dem li Arm gleichzeitig kreisen.
- Gehen in unterschiedlichen Schrittlängen (Fuß-vor-Fuß bis zu ganz großen Schritten).

Vorwärts gehen in unterschiedlichen Tempi, bis zum Laufen steigern – Aquajogging
Ziel: Ausdauerschulung

Rückwärts gehen, Arme verschränkt auf der Brust halten
Variation:
- Rückwärts gehen mit Armeinsatz.
- Die Gruppenmitglieder fassen sich an und gehen vorwärts im Kreis, das Tempo wird gesteigert. Wenn das Wasser richtig mitströmt, gehen sie alle auf Kommando rückwärts gegen die Strömung.
- Oder nach einer halben Drehung vorwärts gegen die Strömung.
- Das Gleiche ohne Handfassung.

Ziel: Arbeit gegen den Wasserwiderstand

Seitwärts gehen mit Nachstellen oder Überkreuzen der Beine, im Tempo steigern bis zum Seitgalopp

Hüpfen auf beiden Beinen oder einbeinig, vorwärts und rückwärts

Variation:
- Pferdchensprünge.
- Kängurusprünge. Beidbeinig abstoßen, Beine möglichst weit anziehen und zum Landen weit nach vorn strecken (Grafik 24).

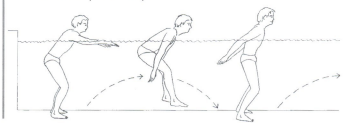

Grafik 24

Mit beiden Füßen abstoßen und gleiten, Füße dann wieder aufsetzen (Grafik 25)

Hinweis: Oberkörper nach vorn lehnen; wenn möglich, ins Wasser ausatmen; Beine lang hängen lassen.

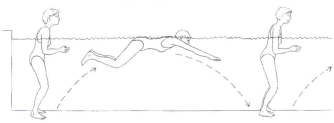

Grafik 25

Bei jedem Schritt das Knie hochziehen

Ziel: Dehnung der Gesäßmuskulatur

Hinweis: Der Auftrieb des Wassers unterstützt die Bewegung.

Variation:
- Bei jedem Schritt wird der Fuß bis an die Wasseroberfläche gehoben (Storchengang) (Grafik 26).

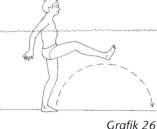

Grafik 26

WASSERGYMNASTIK OHNE GERÄT

Große Schritte machen, dabei unter Wasser Händeklatschen unter dem gehobenen Bein

Ziel:	Dehnung der Gesäß- und hinteren Oberschenkelmuskulatur; Kräftigung der Schulter- und Armmuskulatur

Gehen, dabei Hände unter Wasser vorne und hinten zusammenführen

Ziel:	Dehnung/Kräftigung der Schultergürtelmuskulatur

Gehen und mit den Ellbogen das Wasser wegschlagen; die Hände liegen am Nacken

Ziel:	Kräftigung der Schulter- und Rückenmuskulatur
Hinweis:	Den Oberkörper langsam drehen, stärker mit den Armen schlagen!

Bei jedem Schritt vorher anfersen

Auf Zehenspitzen gehen

Auf Fersen gehen, vorwärts und rückwärts

2. Übungen im Stand

Die vorgestreckten Arme sind aneinander gelegt und werden geschlossen von re nach li und wieder zurück horizontal durch das schultertiefe Wasser gezogen
(Grafik 27)

Ziel:	Kräftigung der Schulter- und Rückenmuskulatur
Hinweis:	Atemhinweis! Langsam üben! Gesundheitshaltung!

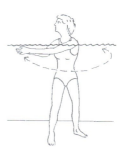

Grafik 27

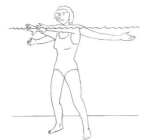

Grafik 28

Die vorgestreckten und aneinander gelegten Arme werden dicht unter der Wasseroberfläche, so weit wie möglich, horizontal auseinander gezogen und wieder zusammengeführt
(Grafik 28)

Ziel:	Dehnung/Kräftigung der Schultergürtelmuskulatur
Hinweis:	Atemhinweis!

Die gestreckten Arme werden an der Körperseite vor und zurück durch das Wasser gezogen (jeweils bis zur Wasseroberfläche)

Ziel:	Kräftigung der Schulter- und Armmuskulatur
Variation:	• Arme parallel schwingen.
	• Arme entgegengesetzt schwingen.

Beine abwechselnd anwinkeln und den jeweiligen Fuß vorn anfassen

Ziel:	Dehnung der Gesäßmuskulatur
Variation:	• Re Hand fasst li Fuß. Mit re Bein durchspringen, vor und zurück; Seitenwechsel (Grafik 29).

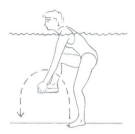 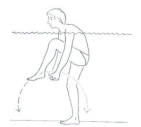

Grafik 29 *Grafik 30*

- Handfassung: Ein Bein anwinkeln, bis die Zehen/der ganze Fuß in die Hände steigen kann.
- Die Hände mit einem Bein übersteigen (Grafik 30).
- Mit beiden Beinen nacheinander übersteigen.
- Mit beiden Beinen gleichzeitig überspringen.

Hinweis: Die letzten beiden Übungen sind recht schwierig und lassen sich nur durch Geübte ausführen, die Gefahr des Untertauchens ist gegeben!

Hampelmann

3. Übungen im Stand an der Wand

Stand vorlings, mit beiden Händen festhalten

Durch Vor- und Rückwärtsbewegung der Hüfte Wasser zur Wand schaufeln
Ziel: Kräftigung der Gesäßmuskulatur/Arbeit gegen den Wasserwiderstand

Bei festem Stand der Füße Arme strecken und beugen; sich heranziehen und wieder wegdrücken (Grafik 31)
Ziel: Kräftigung der Brust- und Armmuskulatur
Hinweis: Der Körper bleibt gerade.

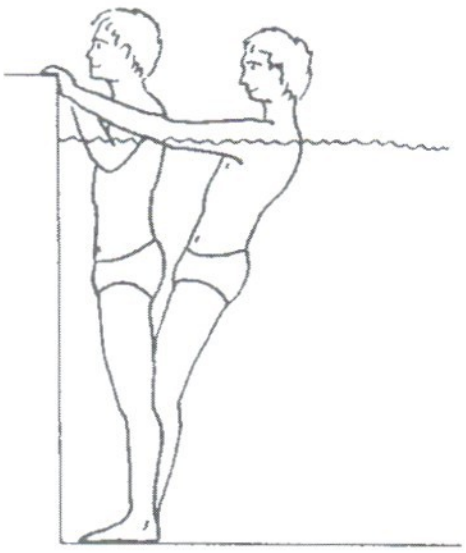

Grafik 31

Ein Bein seitwärts schwingen
Ziel: Mobilisation in den Hüftgelenken
Variation:
- Stand vorlings oder rücklings.
- Seitwärts schwingen mit Überkreuzen vor bzw. hinter dem Standbein.
- Ein Bein kreisen.
- Achterkreisen mit einem Bein.

Mit einer Hand festhalten: Anfersen, jeweils mit der Hand den Fuß hinten fassen und zum Gesäß ziehen
Ziel: Dehnung der vorderen Oberschenkelmuskulatur/des Iliopsoas
Hinweis: Hüfte zur Wand schieben, nicht zur Seite oder nach hinten ausweichen!

Stand seitlings, mit einer Hand festhalten

Das Innenbein vor- und zurückschwingen
Ziel: Mobilisation in den Hüftgelenken

Hinweis: Nicht zu weit zurückschwingen, da dann Hohlkreuzhaltung wahrscheinlich ist.

Mit dem Rücken zur Wand, mit beiden Händen festhalten
Standbein li; re Bein anwinkeln, ein- und ausdrehen
Ziel: Mobilisation in den Hüftgelenken/Dehnung der Oberschenkelinnenseite
Hinweis: Rücken (besonders LWS) gegen die Wand drücken, Standbein ist leicht gebeugt.
Variation: Beide Beine gleichzeitig anwinkeln und geschlossen zur Seite drehen.

Standbein li; re Bein an die Wasseroberfläche treiben lassen und dann gestreckt bis an die Wand zurückführen (Grafik 32)
Ziel: Dehnung/Kräftigung der Gesäß- und der hinteren Oberschenkelmuskulatur
Hinweis Rücken (besonders LWS) gegen die Wand drücken, Standbein ist leicht gebeugt.

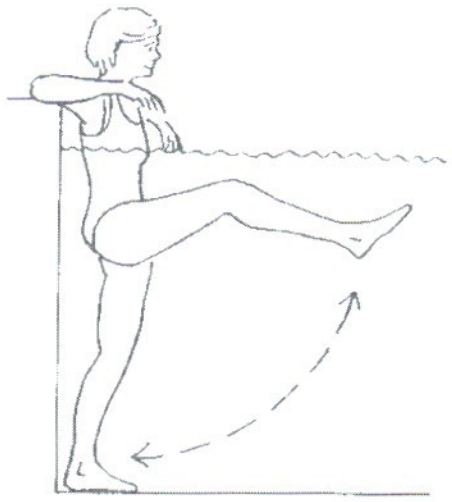

Grafik 32

4. Übungen im Hängen an der Wand

In Rückenlage

Rad fahren, dabei das Becken drehen (Tempo variieren)

Wellen schlagen (an der Wasseroberfläche mit den Beinen strampeln)
Variation: Kraulbeinschlag

In Bauchlage

Grafik 33

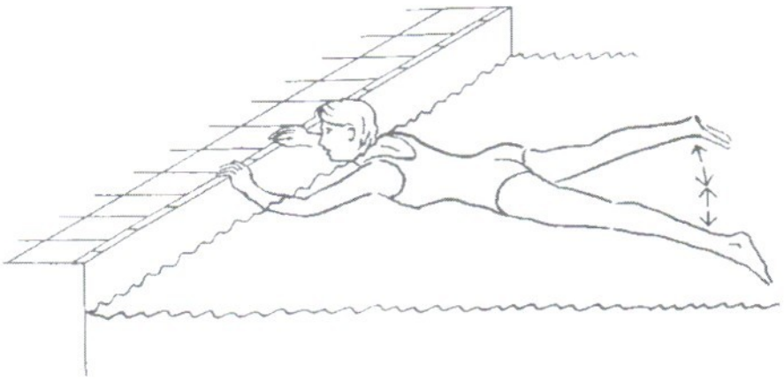

Beine dicht unter der Wasseroberfläche grätschen und schließen (Grafik 33)
Variation: Beine überkreuzen.

Geschlossene Beine anziehen zur Hocke und wieder strecken

5. Übungen mit dem Partner

Die Partner ziehen sich gegenseitig durch das Wasser (Bauchlage, Rückenlage)
Hinweis: Griff unter den Achseln oder an den Händen.

Partner gehen eingehakt (mit Handfassung) nebeneinander kreuz und quer durch das Wasser; vorwärts, rückwärts, seitwärts
Ziel: Anpassung an den Partner
Variation:
- Partner gehen hintereinander her (Hände auf den Schultern des Vorderen).
- Partner stehen frontal zueinander (Handfassung).
- Partner stehen Rücken an Rücken (mit und ohne Einhaken der Arme).
- Partner haken umgekehrt ein: Einer geht vorwärts, der andere rückwärts.

Partner stehen frontal zueinander mit Handfassung: Arme seitwärts durch das Wasser schwingen

Partner stehen frontal zueinander mit Handfassung: Arme vor und zurück durch das Wasser schwingen („Säge")

Partner stehen frontal zueinander mit Handfassung: Die Arme übersteigen
Variation:
- Von innen (zwischen den Armen) nach außen.
- Von außen nach innen.

Übungen im Wasser mit dem Schwimmbrett oder Pull-Buoys

Das Schwimmbrett bzw. die Pull-Buoys können gut eingesetzt werden, um den Auftrieb des Wassers auszunutzen oder verstärkt gegen den Widerstand des Wassers zu arbeiten.

1. Übungen im Stand – Auseinandersetzung mit dem Wasserwiderstand

Das Brett, mit beiden Händen vor dem Körper gehalten, unter Wasser vor- und zurückziehen (Grafik 34)

Ziel:	Kräftigung der Brust- und Armmuskulatur
Hinweis:	Beine sind gebeugt; Atemhinweis!
Variation:	• Das Brett mit beiden Händen senkrecht unter Wasser halten und von re nach li durch das Wasser ziehen (Grafik 35).

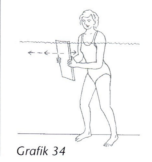

Grafik 34

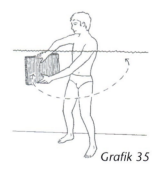

Grafik 35

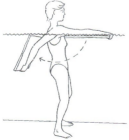

Eine Hand auf das Brett legen und das Brett festhalten: Mit gestrecktem Arm das Brett vor und zurück durch das Wasser ziehen (Grafik 36)

Grafik 36

Das Brett von vorn nach hinten bzw. von hinten nach vorn unter den gegrätschten Beinen herreichen

Ziel: Kräftigung der Schulter- und Armmuskulatur
Hinweis: Oberkörper gerade vorbeugen, Beine beugen, Atemhinweis!
Variation:
- Unter dem angehobenen Bein herreichen.
- In Achterkreisen unter den gegrätschten Beinen herreichen.

Das Brett mit beiden Händen/mit einer Hand unter Wasser drücken bis zur Armstreckung und wieder hochsteigen lassen, ohne es zu verlieren

Ziel: Kräftigung der Schultergürtelmuskulatur/Koordination
Hinweis: Die Hand liegt flach auf dem Brett.
Variation: Das Brett unter Wasser drücken, dann um den Körper führen mit Handwechsel; rechts-/linksherum (Grafik 37).

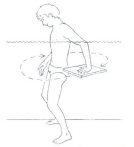

Grafik 37

Re, li Fuß auf das Brett setzen und bis auf den Boden drücken, wieder aufsteigen lassen, ohne das Brett zu verlieren; Fußwechsel am Boden

Brett mit beiden Händen unter Wasser halten, darüber springen

2. Übungen im Gehen

Das Brett senkrecht dicht vor dem Brustkorb halten und vorwärts gehen
(Grafik 38)

Variation:
- Das Brett ohne Festhalten mit dem Brustkorb schieben.
- Das Brett mit ausgestreckten Armen senkrecht vor sich herschieben und vorwärt sgehen.
- Beim Rückwärtsgehen das Brett ziehen.

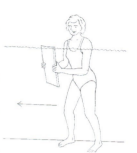

Grafik 38

Das waagerecht auf dem Wasser liegende Brett mit den Händen schieben (Hände liegen auf dem Brett, Arme sind fast gestreckt)

3. Übungen auf dem Brett – Auseinandersetzung mit dem Auftrieb

Gehen, mit dem Brett unter dem re, li Fuß
Variation:
- Richtig gehen.
- Rollerfahren (der Fuß auf dem Beckenboden schiebt an).
- Hüpfen auf dem Bein ohne Brett.

Beide Füße auf das Brett stellen: vorwärts, rückwärts hüpfen

Sich auf das Brett setzen: vorwärts, rückwärts fortbewegen
Hinweis Bei schweren Teilnehmern zwei Bretter nehmen.
Variation: Sich auf das Brett knien, Schwimmbewegungen.

Rückenlage: Brett auf dem Bauch/unter dem Kopf halten, schwimmen
Variation: Rückenlage, Brett auf dem Bauch halten: sich um die Längsachse drehen.
Hinweis: Nur bei Geübten und Wassererfahrenen durchführbar; auf die Atmung achten!

Das Brett zwischen die Beine klemmen und springen
(Grafik 39)

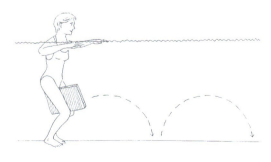

Grafik 39

4. Übungen mit dem Partner und einem Brett

Partner A steht mit beiden Füßen auf dem Brett und lässt sich von Partner B ziehen oder schieben (Wasserski)

Variation: Partner A setzt sich auf das Brett und lässt sich vom Partner schieben, ziehen.

Partner A legt sich mit der Brust auf das Brett und lässt sich an den Händen ziehen

Hinweis: Kopf möglichst wenig anheben!

Partner A legt sich mit dem Nacken/Kopf, Schulterblättern, Gesäß auf das Brett, spannt Bauch und Gesäß an und lässt sich an den Füßen schieben oder ziehen

Hinweis: Atemhinweis!

Das Brett wird zwischen den Partnern senkrecht gehalten (alle vier Hände fassen zu, Partner stehen nebeneinander); gehen vorwärts, rückwärts

Die Partner stehen einander gegenüber: A führt das Brett unter Wasser um seinen Körper und reicht B das Brett, ebenfalls unter Wasser

Die Partner stehen einander gegenüber und reichen sich das Brett zwischen den Beinen hindurch (von hinten nach vorn)

Partner A drückt das Brett mit den Händen unter Wasser, lässt es los, Partner B fängt es möglichst unter Wasser auf

Ziel: Reaktionsschulung

Partner A drückt das Brett mit dem Fuß auf den Boden und übergibt es unter Wasser an Partner B

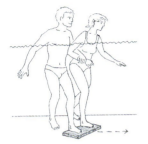

Beide Partner haben auf einem gemeinsamen Brett je einen Fuß und gehen gemeinsam vorwärts, rückwärts, seitwärts (Grafik 40)

Grafik 40

Beide Partner stehen gemeinsam mit beiden Füßen auf einem Brett, fassen sich an beiden Händen und lehnen sich zurück: Auf dem Brett gemeinsam im Kreis drehen

5. Übungen mit dem Partner und zwei Brettern

Beide Partner haben ein Brett, sitzen darauf und fassen sich an: Gemeinsam bewegen sie sich fort

Je ein Fuß auf einem Brett, Handfassung: Partner gehen gemeinsam vorwärts, rückwärts, seitwärts nebeneinander, hintereinander

Je ein Brett unter einer Hand: Brett unter Wasser drücken und dem Partner unter Wasser übergeben (auch mit nur einem Brett)
Variation: | Beide Bretter übereinander legen.

Partner stehen nebeneinander, jeweils der Innenfuß wird auf das erste Brett gestellt, die Innenhände halten das zweite Brett unter Wasser; gehen

6. Übungen speziell mit Pull-Buoys

Fuß in das Gerät setzen und gehen

Pull-Buoys zwischen die Beine nehmen und Brustschwimmen/ Rückenschwimmen

Brustschwimmen, Pull-Buoys in einer Hand

Pull-Buoy am Fuß: Beinschwingen im Stand
Hinweis: | Den Auftrieb bei der Aufwärtsbewegung wirken lassen!

Übungen im Wasser mit dem Luftballon oder Ball

1. Gehen, den Luftballon/Ball vor sich hertreiben

Die folgenden Übungen sind leichter mit dem Luftballon zu machen, lassen sich aber auch mit einem Gymnastikball durchführen, gute Möglichkeiten bietet auch der wassergefüllte Luftballon.

Den Luftballon vorantreiben

Variation:
- Durch Wellen, die durch Hand- oder Armbewegung erzeugt werden.
- Mit der Nase, der Stirn vorantreiben (Foto 164).
- Den Luftballon mit ausgestreckten Armen vor sich hertreiben, ohne ihn zu berühren.

Hinweis: Diese Übung funktioniert nur bei schnellem Tempo und mit dem Ball oder wassergefüllten Luftballon.

- Den Luftballon mit den Ellbogen vorwärts stoßen; die Hände liegen dabei am Nacken (Foto 165).

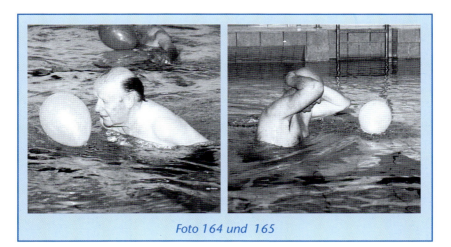

Foto 164 und 165

Vorwärts- oder seitwärts gehen, den Luftballon mit der re, li Schulter führen

Den Luftballon vor sich herpusten (Foto 166)
Ziel: Atemübung

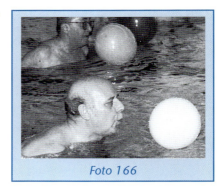
Foto 166

Den Luftballon mit dem jeweils angehobenen Knie weitertreiben

Den Luftballon mit dem Fuß treiben: Bei jedem Schritt wird der Fuß langsam so weit hochgehoben, dass durch Wellenbewegung oder durch einen Kick der Luftballon weiterläuft

Rückwärts gehen, den Luftballon mit dem Nacken treiben, ohne Handberührung (Foto 167).
Variation: Anschließend wieder vorwärts gehen, der Luftballon bleibt im Nacken! Ausprobieren!!

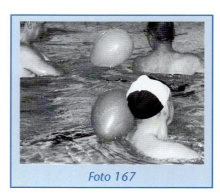
Foto 167

Den Luftballon in der Luft halten durch wiederholtes Darunterschlagen, beim Gehen durch das Wasser

2. Übungen mit dem Ball im Stand oder im Gehen

Eine Hand ruht auf dem Ball, der andere Arm zieht Kreise durch das Wasser

Werfen und fangen

Ball an der Wasseroberfläche in weiten Kreisen um den Körper reichen
Ziel: | Mobilisation in den Schultergelenken

3. Mit dem wassergefüllten Luftballon/Ball unter Wasser arbeiten

Man kann auch kleine oder wenig aufgeblasene Luftballons nehmen.

Den Ball mit den Händen unter Wasser drücken, bis zur Armstreckung; langsam wieder aufsteigen lassen, ohne dass er wegspringt (Foto 168)
Hinweis: | Atemhinweis!
Variation: | Wie oben, dann aber den Ball hochspringen lassen.

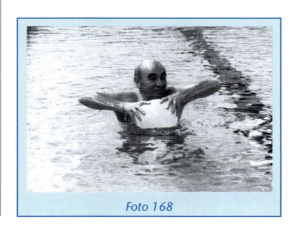

Foto 168

Vorwärts-, rückwärts gehen, den Ball unter Wasser vor sich her- schieben, ziehen
(Foto 169)

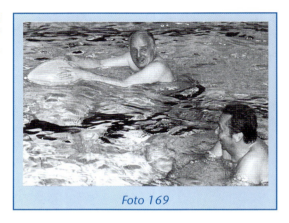

Foto 169

Den Ball unter den Beinen herreichen; rückwärts, vorwärts

Den Ball unter dem jeweils angehobenen Bein herreichen; rückwärts, vorwärts

Den Ball um die Hüfte kreisen lassen

„Bocksprung" über den unter Wasser gedrückten Ball, Luftballon (Grafik 41)

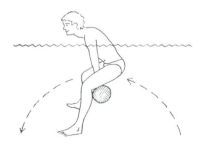

Grafik 41

4. Schwimmübungen mit dem Ball

Brustschwimmen

Beide Hände liegen auf dem Ball; Brustbeinschlag!
(Foto 170)
Hinweis: Achtung: Hohlkreuzhaltung! Wenn möglich, ins Wasser ausatmen!

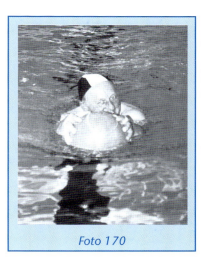

Foto 170

Eine Hand liegt auf dem Ball, der andere Arm macht den Brustarmzug; Brustbeinschlag; Handwechsel

Rückenlage

Ball mit beiden Händen über dem Kopf halten (schwierig!); Beinschlag

Ball mit beiden Händen auf dem Bauch halten, auf dem Wasser liegen
Variation:
- Ball mit beiden Händen auf dem Bauch halten, Brust- oder Kraulbeinschlag.
- Ball zwischen den Knien halten; flach liegen bleiben.
- Ball zwischen den Knien halten; Armzug, um in Richtung Füße zu schwimmen.

Ball in einer Hand auf dem Bauch halten, die andere führt einen Armzug aus

Rückenschwimmen, den Luftballon/Ball mit den Füßen führen

5. Übungen mit dem Partner

Wassergefüllte Luftballons einander zuwerfen; so werfen und fangen, dass sie nicht zerplatzen!

Partner stehen einander gegenüber: Ball an der Wasseroberfläche in Achterkreisen um die Körper geben
(Grafik 42)

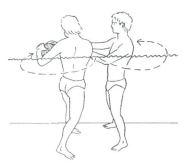

Grafik 42

Partner fassen sich an, jeder hat seinen Luftballon/Ball jeweils an der freien Hand und führt ihn in der Fortbewegung durch das Wasser

Hinweis:	Das Führen des Balls erfolgt nach den unter 1. angegebenen Möglichkeiten.
Spiel:	Eine Gruppe hat eine bestimmte Anzahl an Luftballons, die nun möglichst lange in der Luft gehalten werden sollen.

Übungen im Wasser mit weiteren Geräten

Übungen im Wasser mit der Wassernudel

(Long Pad, Pad Queue, Comfy-float)

Die Nudel unter den Beinen herziehen

Die Nudel vor sich herschieben; mit beiden Händen, mit einer Hand

Mit der Nudel auf das Wasser schlagen

Beide Hände fassen an einem Ende: Nudel von re nach li über das Wasser ziehen
Variation: | Nudel um den Körper kreisen lassen.

Die Nudel an beiden Enden halten und übersteigen

Sich auf die Nudel stellen und, ohne die Füße zu lösen, mit der Nudel gehen
Variation: | Mit der Nudel hüpfen.

Sich auf ein Ende der Nudel stellen und über die Nudel balancieren

Reiten auf der Nudel

Aquajogging (die Nudel wird dazu entweder um den Bauch gebunden oder man reitet darauf)

Nudel in den Nacken legen: Sich vom Partner ziehen oder schieben lassen

Übungen im Wasser mit dem Stab

Der Stab stellt im Wasser nur einen geringen Widerstand dar, es handelt sich nur um einen ganz kleinen Auftriebskörper im Vergleich zu den vorgenannten Geräten. Daher bietet sich sein Einsatz primär für Dehnungsübungen an. Siehe auch unter „Übungen mit dem Stab", (s. S. 125ff.)!

Das Knie an den Stab heranführen, der Stab wird jeweils an den Enden vor dem Körper gehalten

Ziel: Dehnung der Gesäß- und rückwärtigen Oberschenkelmuskulatur

Hinweis: Den Oberkörper möglichst aufrecht halten; Knie beugen und das Heben des Beines durch den Auftrieb des Wassers unterstützen lassen.

Variation:
- Den Stab übersteigen.
  Hinweis: Ist im Wasser gut möglich!
- Den Stab überspringen.
  Hinweis: Ist gut möglich, weil das Wasser die Geschwindigkeit dämpft.

Stab waagerecht hinter dem Rücken, beide Hände fassen den Stab: Stab zum Gesäß führen und wieder anheben in Richtung Wasseroberfläche

Ziel: Dehnung der Brust- und Armmuskulatur
Hinweis: Oberkörper bleibt gerade und aufrecht!

Die Partner stehen einander gegenüber und halten zwischen sich den Stab in Querrichtung; gehen vorwärts, rückwärts, seitwärts

Ziel: Anpassung an den Partner, Absprache untereinander
Variation: Die Partner führen mit dem Stab Paddelbewegungen aus.

Übungen mit Schwimmsprossen

(Der Stab hat an beiden Enden Auftriebskörper.)

Den Stab unter Wasser drücken
Ziel: Arbeit gegen den Wasserwiderstand

Den unter Wasser gedrückten Stab vor sich herschieben
Variation: Unter Wasser ziehen beim Rückwärtsgehen.

Sich auf die Schwimmsprosse setzen und durch Armbewegung vorwärts- oder rückwärts fortbewegen

Füße re und li auf die Auftriebskörper stellen, auf den Boden drücken und vorwärts, rückwärts gehen
Variation: Springen, ohne die Sprosse zu verlieren.

Partner A hält sich mit beiden Händen am Stab fest; Partner B zieht ihn und geht dabei rückwärts oder vorwärts
Variation: Der Partner wird in Bauch- und Rückenlage gezogen.

Die Schwimmsprosse unter die Füße/Knie legen und in Rückenlage rückwärts und vorwärts schwimmen

Die Arme/die Brust auf die Schwimmsprosse legen und in Bauchlage schwimmen mit Brust- oder Kraulbeinschlag

Zwei Partner halten den Stab re und li an den Auftriebskörpern; Partner C setzt sich auf den Stab und wird getragen

Übungen im Wasser mit dem Reifen

Vorwärts und rückwärts durch den Reifen steigen

Seitwärts durch den Reifen steigen: Erst re Bein, dann Rumpf, dann li Bein und andersherum

Partner stehen nebeneinander, beide im Grätschstand:
Jeweils mit dem Innenbein im Reifen: Beide ziehen gleichzeitig und möglichst gleich fest das innere Bein nach außen gegen den Widerstand des Reifens
Ziel: | Kräftigung der inneren Oberschenkelmuskulatur

Partner mit dem Reifen ziehen
Hinweis: | Hohe Materialbelastung!

Spiele im Wasser

Ankuppeln
Die Mitspieler finden sich bis auf drei oder vier zu Partnern zusammen und gehen eingehakt durch das Becken. Die *Freien* dürfen sich jedem beliebigen Paar durch Einhaken anschließen. Der Spieler auf der anderen Seite muss sich dann allerdings lösen und seinerseits eine neue Gruppe suchen.

Ziel: | Orientierung im Raum und Anpassung an den Partner

Anhängefangen
Die Spieler sind paarweise zusammen. Zudem gibt es einen Fänger und einen Läufer. Der Läufer kann sich durch Anhängen an ein Paar befreien, d.h., er kann nicht mehr gefangen werden. Der auf der anderen Seite muss sich hingegen sofort lösen und ist der neue Fänger. Der ursprüngliche Fänger wird zum Läufer.

Variation: | Die Paare können in verschiedener Weise verbunden sein, durch
- einfache Handfassung.
- doppelte Handfassung, Gesicht zueinander.
- Einhaken.
- Hintereinandergehen mit Hüft- oder Schulterfassung.
- gemeinsames Halten eines Balls, Stabs, Schwimmbretts, Reifens.

Anhängefangen ohne Läufer
Alle Mitspieler finden sich zu Paaren zusammen bis auf einen Fänger. Dieser versucht, durch Sichanhängen einen Partner für seine eigene Paarbildung zu fangen. Der dadurch Freiwerdende ist der neue Fänger.

Variation: | Wie oben.

Parteiball
In einer Mannschaft muss der Ball, ohne zwischendurch vom Gegner berührt zu werden, eine bestimmte Anzahl hin- und hergeworfen werden. Doppelkontakte sind möglichst zu vermeiden (fünf Ballberührungen haben sich als ideal erwiesen, je nach Leistung kann aber ohne weiteres erhöht werden).

Variation:
- Nach dem fünften Ballkontakt innerhalb einer Mannschaft wird der Ball an die Gegner abgegeben.
- Das Spiel innerhalb einer Mannschaft endet mit dem Wurf auf ein Tor (z.B. eine Matte, ein Reifen, ein Wassereimer oder auch ein Wasserballtor).

Kapitänsball
Ein Korb bewegt sich frei im Becken. Als Korb kann eine Matte, ein Reifen oder ein Eimer genommen werden. Wichtig ist, dass jederzeit die Möglichkeit zu einem Torerfolg gegeben sein muss, d.h., der Reifen darf nicht vertikal vor den Körper gehalten oder der Eimer auf den Kopf gestellt werden.

Tigerball
Aufstellung im Kreis: Ein Ball wird durch den Kreis einander zugeworfen. Der Spieler in der Kreismitte versucht, ihn zu berühren. Bei Berührung erfolgt ein Wechsel mit dem letzten Werfer.

Kreishüpfer
Die Gruppe steht im Kreis und hüpft gemeinsam rechts-/linksherum.

Variationen ergeben sich durch unterschiedliche Fassung der Teilnehmer:
- Innen-, Außenstirnkreis, einfache Handfassung, Seitgalopp.
- Flankenkreis, re Hand wird auf die Schulter des Vordermanns gelegt, li Hand fasst den Oberschenkel des Hintermanns (ziemlich anspruchsvoll!).

Haltet das Feld frei
Mit Schwimmbrettern, Pull-Buoys, Wasserbällen, Gymnastikbällen, wassergefüllten Luftballons.

Das gesamte Feld wird durch ein Seil in zwei Hälften geteilt, in denen gleichermaßen viele Geräte verteilt sind. Auf ein Kommando hin versucht jede Partei, ihr eigenes Feld frei zu räumen, indem die Geräte in das andere Feld geworfen werden. Wer beim Abpfiff die wenigsten Geräte im eigenen Feld hat, hat gewonnen.

Hinweis: Je nach Belastbarkeit der Teilnehmer kürzere oder längere Spielphasen wählen. Ein bisschen Vorsicht bei Verwendung von Schwimmbrettern und Wasserbällen, da diese Geräte recht hart sind.

„Schwarz und Weiß"

Zwei Mannschaften „Schwarz" und „Weiß" stehen sich im Abstand von etwa 2 m an der Mitte des Beckens gegenüber. Nennt der ÜL „Weiß", muss die Mannschaft „Weiß" versuchen, Teilnehmer aus der Gegnermannschaft zu fangen. Diese versucht, an ihre Beckenrückwand zu gehen. Gefangene gehören der Fängermannschaft.

Variation: Die Mannschaften haben keine einzelnen Läufer, sondern bilden Ketten, in denen sie weglaufen oder fangen müssen.

V Exemplarische Stundenbilder

Beispiel einer Übungsstunde (1)
50-75 Watt, wenig Bewegungserfahrung

Dauer:	60 Minuten
Schwerpunkt:	Gymnastik an der Bank
Zielgruppe:	Übungsgruppe in der Aufbauphase

Begrüßung jedes Einzelnen, Erkundigung nach aktuellem Gesundheitszustand und Befinden, eventuell Gespräch über aktuelles Problem; Pulsen.

Aufwärmen: Das Aufwärmen erfolgt durch Darstellung einer Geschichte.

- Gehen, lockern aller Gliedmaßen. Der ÜL führt in das folgende Programm ein.
- Agent Schwindel (Namen durch den des ÜL ersetzbar) übernimmt die Einweisung neuer Kollegen in den Geheimdienst. (Die Teilnehmer machen seine Bewegungen im Stand nach.)
- Eine neue Geheimdienstaufgabe wird ihnen gestellt. Alle gehen los, ganz normal, kreuz und quer durch die Halle. Jeder passt sich dem Tempo eines Passanten vorübergehend an.
- Durch vorsichtiges Umschauen, erst rechts, dann links über die Schulter, vergewissert er sich, dass hinter ihm alles in Ordnung ist.
- Nun glaubt er, vor sich etwas zu erkennen. Er streckt den Kopf weit vor.
- Dann geht er auf den Zehenspitzen, sich ein wenig nach links und rechts streckend. Jetzt duckt er sich (ein wenig beugen) und schleicht weiter, ganz leise, aber nicht zu langsam.
- Halt, stimmt noch alles? Er bleibt stehen, zittert (lockern) und schaut sich gründlicher um (weiter nach hinten über die Schulter schauen). Von hinten nähert sich jemand.
- Er geht weiter, vergrößert dabei die Schritte, um den Verfolger abzuschütteln; er erhöht das Tempo.

- Er erreicht die Bushaltestelle, an der er den Verbindungsmann treffen will: Unterarme nacheinander über die Stirn ziehen, um den Schweiß abzuwischen.
- Es ist kalt: Finger wärmen, Arme schütteln, Schultern rollen, sich selbst umarmen, langsames Kopfneigen, Fußwippen, auf der Stelle gehen, leicht aufstampfen.
- Wo ist der vereinbarte geheime Briefkasten? Oberkörper drehen.
- Durch Seitbeugen entdeckt er den geheimen Briefkasten: Er geht mit kleinen Schritten hin, schaut hinein (Zehenstand/Oberkörper vorbeugen) – keine Nachricht.
- Da erblickt er den Verbindungsmann auf der anderen Straßenseite, winkt ihm zu, geht mit großen Schritten auf ihn zu, um ihn zu begrüßen.

Gymnastik: Drei oder vier Bänke (je nach Teilnehmerzahl) im Rechteck aufstellen.

- Mit beiden Füßen nacheinander frontal über die Bank steigen (etwa sechsmal an einer Bank), dann weitergehen zur nächsten Bank und Aufgabe wiederholen (Üben im Strom).
- Mit beiden Füßen von einer Seite her auf die Bank steigen, auf der anderen Seite wieder hinuntersteigen und leise aufsetzen (etwa sechsmal an einer Bank).
- Auf der Bank gehen (balancieren), vorwärts.
- Auf der 1. und 3. Bank vorwärts gehen, auf der 2. und 4. seitwärts, wobei die Richtung (rechtes oder linkes Bein vorn) jedes Mal geändert wird.
- Auf der 1. Bank vorwärts, auf der 2. Bank seitwärts, auf der 3. Bank rückwärts (*Achtung:* Das Ende der Bank ankündigen; eventuell Hilfestellung geben beim Rückwärtsgehen), auf der 4. Bank wieder seitwärts gehen.
- Über die Bank gehen. Das re Bein rechts neben der Bank, das li Bein links neben der Bank aufsetzen.
- Sich im Reitersitz auf die Bank setzen und dann so mit den Beinen vorziehen, dass man mit dem Gesäß über die Bank rutscht.
- Wie die vorherige Übung, aber rückwärts.

Übungen im Sitzen auf der Bank (aufrecht sitzen, Füße fest auf dem Boden, möglichst rechter Winkel zwischen Unter- und Oberschenkel).

- Aufrecht sitzen und wieder in sich sacken, wieder aufrichten (Atemhinweise).
- Aufstehen und wieder hinsetzen (auf das „richtige" Aufstehen achten! Korrigieren!).
- Abwechselnd re und li Bein strecken (Fuß bleibt auf dem Boden) und wieder anwinkeln.
- Re und li angewinkeltes Bein abwechselnd anheben.
- Beide Beine strecken: Füße beugen und strecken. Beide gleichzeitig und gleichsinnig; dann re strecken, li beugen.
- Beine wieder anwinkeln: Ein Bein anheben und den Fuß rechts-/linksherum kreisen.

Übergangsphase: Gehschulung

Spiel: Die Bänke werden dicht zusammengerückt zu einem Drei- oder Viereck.

- „Mein rechter, rechter Platz ist leer, ich wünsche mir Herrn/Frau X her" (Wiederholen der Namen).
- Wanderball: Verschiedene Schaumstoffbälle werden im Kreis weitergegeben, erst einer, dann die Zahl der Bälle erhöhen, eventuell Wettwanderball; mit Richtungswechsel.
- Die Bälle über den Boden quer durch den Kreis rollen, erst einen Ball, dann mehrere Bälle (erst Blickkontakt aufbauen, dann den Ball zurollen!).

Entspannungstraining: Entspannen mithilfe einer Geschichte nach „Du spürst unter deinen Füßen das Gras" (MÜLLER 1991).

Beispiel einer Übungsstunde (2)
50-75 Watt, längere Bewegungserfahrung

Dauer:	60 Minuten
Schwerpunkt:	Gymnastik mit Reifen und Ball zur Förderung der Koordination
Zielgruppe:	Übungsgruppe in der Stabilisationsphase, Teilnehmer sind seit längerem dabei

Begrüßung wie oben.

Aufwärmen: Kasten mit Gymnastikbällen in Teilnehmeranzahl am Hallenrand; Reifen in der Halle verteilen.

- Lockeres und lockerndes Gehen um die Reifen mit Begrüßung der Entgegenkommenden.
- Mit beiden Füßen in die Reifen treten; weiter durch den Raum gehen.
- Auf Zehenspitzen entlang dem Reifen gehen, weitergehen zum nächsten Reifen.
- Über die Reifen steigen, ohne sie zu berühren.
- Auf Kommando Reifen suchen (ein Reifen weniger als Teilnehmende!).
- In den Reifen steigen; hinhocken, den Reifen aufnehmen und über den Kopf führen; vor sich wieder ablegen, dabei auch wieder in die Hocke gehen (Atemhinweis!).
- Reifen mit dem Fuß zusammenschieben zu einem Kreis (jeder hat einen Reifen); im Kreis um die Reifen aufstellen.
- Handfassung: Arme vorhoch heben (einatmen), wieder senken (ausatmen).
- Handfassung: Arme locker hin- und herschwingen.
- Kopf zur Seite drehen, jeweils den Nachbarn lang anschauen.
- Kopf nach vorn beugen, Kinn auf der Brust halten.
- Ganzkörperstreckung im Zehenstand.
- Leichte Rumpfseitbeuge mit den Armen in Hochhalte.
- Beine abwechselnd anwinkeln.
- Handfassung; Einbeinstand: Fuß kreisen, beugen und strecken.

Gymnastik: Aufstellung bleibt wie am Ende des Aufwärmens.

- Einen Ball im Kreis von Nachbar zu Nachbar prellen (außerhalb der Reifen).
- Einen Ball im Kreis in die liegenden Reifen prellen (von Reifen zu Reifen).
- Einen Ball durch die senkrecht gestellten, mit einer Hand gehaltenen Reifen prellen; erst jeweils fangen (mit einer Hand) und dann prellend weitergeben, später nur prellen.
- Ball durch den senkrecht gehaltenen Reifen prellen (Reifen stehen nicht mehr auf dem Boden).
- Ball im Kreis werfen (von Nachbar zu Nachbar); erst einen Ball, später weitere Bälle hinzunehmen; die Reifen liegen wieder.
- Reifen zwirbeln (Bälle festhalten solange).
- Reifen zwirbeln und einen Ball, später mehrere Bälle im Kreis werfen; die Reifen dürfen nicht hinfallen.
- Außenstirnkreis: Einen Reifen weiterrollen.
- Außenstirnkreis: Einen Reifen rollen und einen Ball werfen von Nachbar zu Nachbar; erst gleichsinnig die Geräte nacheinander, dann gegensinnig (Ball rechtsherum, Reifen linksherum); dann gleichsinnig, wobei beide Geräte gleichzeitig von jeweils einem Teilnehmenden in die gleiche Richtung weitergegeben werden.

Je nach Können der Teilnehmenden können ein oder mehrere Geräte ins Spiel gebracht werden.

Ausdauerphase: Gehen in verschiedenen Geschwindigkeiten.

Spiel:
- Jonglieren des Balls in bestimmtem Muster durch den Kreis (die Ballwege müssen genau eingehalten werden!); Anzahl der Bälle erhöhen.
- Boccia.
  Ein Ball wird vorgelegt; jeder rollt seinen Reifen so dicht wie möglich zum Ball. Wer am nächsten ist, darf den nächsten Ball vorlegen.
- Ein Reifen wird vorgelegt; jeder rollt seinen Ball so dicht wie möglich zu oder in den Reifen.

Stundenausklang: Gehen kreuz und quer durch die Halle mit Verabschiedung von jedem, dem man begegnet.

Beispiel einer Trainingsstunde (1)
75-100 Watt, längere Bewegungserfahrung

Dauer:	90 Minuten
Schwerpunkt:	Gymnastik mit Handtuch und Ball zur Förderung der Koordination
Zielgruppe:	Trainingsgruppe in der Stabilisationsphase

Begrüßung jedes Einzelnen, Erkundigung nach dem aktuellen Gesundheitszustand und Befinden, Frage nach eventuellen Vorkommnissen im Laufe der letzten Woche; Möglichkeit zu einem Gruppengespräch; Pulsen.

Aufwärmen
- Gehen kreuz und quer durch die Halle, Begrüßung mit Handschlag zwischen allen, die sich begegnen.
- Tempo erhöhen: Jeweils zwei sich Begegnende haken entgegengesetzt ein und drehen einmal im Kreis.
- Gehen im großen Kreis mit großen Schritten.
- Rückwärts und vorwärts gehen, ein paar Mal abwechselnd nacheinander.
- Gehen mit ganz kleinen Schritten, dabei gut abrollen.
- Normal große Schritte, Tempo steigern bis hin zum Laufen (eine Runde).
- Weitergehen, Beine anwinkeln.
- Gehen auf Zehenspitzen, anschließend auf Fersen und wieder auf Zehenspitzen.
- Beine lockern, Gehtempo wieder erhöhen, Schrittlänge nochmals vergrößern.
- Kleine schnelle Schritte und wieder laufen (eine Runde).

Im Kreis stehend
- Federn auf der Stelle.
- Schrittstellung: Ferse des hinteren gestreckten Beins auf den Boden drücken, vorderes Bein beugen.
- Grätschstand: Gewichtsverlagerung nach re, li mit Dehnung der Oberschenkelinnenseite.
- Re, li Arm gestreckt nach oben ziehen (Hand abwinkeln), andere Hand zieht zum Boden.

- Re, li Arm gestreckt über den Kopf zur anderen Seite ziehen bis hin zur leichten Seitbeuge.
- Schulterkreisen (langsame, große Kreise).
- Armschwingen; vor und zurück, gleichsinnig und gegeneinander.
- Armschwingen vor dem Körper seitwärts.
- Kopf zur re, li Seite neigen (Stretchen).

Gymnastik: Zu zweit ein Handtuch, die Partner halten jeweils die Ecken an der Schmalseite, und einen Ball.

- Der Ball liegt ruhig auf dem Handtuch und wird durch den Raum getragen: Entgegenkommenden ausweichen; später das Handtuch der Entgegenkommenden über- oder unterwinden, dabei den Ball nicht verlieren.
- Paare stehen im Raum verteilt: Ball mit dem Handtuch hochwerfen, auf den Boden auftippen lassen und mit dem Handtuch fangen.
- Wie oben, Ball aber jetzt sofort fangen.
- Wurfhöhe verändern.
- Schräg nach oben werfen, sodass man ein paar Schritte machen muss, um den Ball wieder fangen zu können.
- Werfen auf ein bestimmtes Ziel, z.B. Basketballkorb.
- Zwei Paare spielen zusammen (zunächst mit nur einem Ball, Abstand voneinander: 3-5 m): Paar A wirft mit dem Handtuch, Paar B fängt den Ball und spielt ihn wieder zurück, zunächst mit vorherigem Aufprellen auf den Boden, später direkt fangen.
- Wie oben, diesmal bewegen sich die Paare durch den Raum, müssen folglich ständig Blickkontakt haben und auf die anderen ebenso achten.
- Alle Paare stehen in Gassenaufstellung: Ein Ball wird von einem Handtuch zum nächsten geworfen (den Ball möglichst schnell weitergeben); das letzte Paar wirft den Ball in hohem Bogen zum ersten Paar zurück und läuft selbst außen entlang, um sich vor das erste Paar zu stellen.

Ausdauertraining: Laufen, z.B. sechs Minuten, pulsen; drei Minuten gehen; nochmals vier Minuten laufen; pulsen; weitergehen mit Lockerungsübungen.

Spiel: Handtuch-Volleyball mit oder ohne Aufticken des Balls.

Entspannungstraining, anschließend noch ein paar Runden gehen.

Beispiel einer Trainingsstunde (2)
100 Watt und mehr, gute Bewegungserfahrung

Dauer:	90 Minuten
Schwerpunkt:	Gymnastik mit dem Reifen zur Förderung der Koordination
Zielgruppe:	Trainingsgruppe in der Stabilisationsphase, lange zusammen

Begrüßung jedes Einzelnen, Erkundigung nach aktuellem Gesundheitszustand und Befinden.

Aufwärmen: Die Reifen in Teilnehmeranzahl liegen verteilt in der Halle.

- Gehen durch den Raum, um die Reifen herum; Tempoveränderungen: mal schnell, schneller, mal langsam, wieder schnell.
- Jeweils mit einem großen Schritt über die Reifen steigen; leise landen! Zwischen den Reifen Fuß dicht vor Fuß setzen (Gänsefüßchen).
- Rückwärts gehen und rückwärts über die Reifen steigen.
- Seitwärts gehen und seitwärts über die Reifen steigen.
- Vorwärts gehen, um die Reifen herum; Schrittlänge variieren.
- Tempo erhöhen, bis hin zum Joggen (maximal eine Minute).
- Weitergehen, auf akustisches Signal hin in einen Reifen stellen; Kniebeuge, um den Reifen aufzuheben; über den Kopf nach vorn drehen und wieder hinlegen, dabei in den Knien beugen.
- Rückwärts um die Reifen laufen.
- Spiel (ein Reifen weniger als Mitspieler) „Bäumchen wechsle dich": Auf ein Signal hin sucht jeder einen Reifen und stellt sich hinein; derjenige, der keinen Reifen erwischt, darf das nächste Signal geben (nicht laufen!).
- Im Reifen stehen bleiben: federn.
- Ganzkörperstreckung auf Zehenspitzen.
- Auf den Fersen seitwärts gehen im Kreis, sodass die Fußspitzen über den Reifen gehalten werden.
- Beine anwinkeln zum Schritt seitwärts aus dem Reifen hinaus und wieder zurück.
- Re, li Arm in Hochhalte und möglichst gestreckt über den Kopf ziehen.

- Re, li Arm gebeugt hinter dem Kopf und mit der anderen Hand am Ellbogen ziehen (vorher Oberarm gegen den Zug der Hand anspannen).
- Hände hinter dem Rücken falten und nach hinten oben ziehen.
- Kopf langsam nach re, li drehen und jeweils lange (zehn Sekunden) hinter die Schulter schauen.

Gymnastik
- Jeder nimmt seinen Reifen und geht im großen Kreis; der Reifen wird mit der re, li Hand nebenher gerollt (der Reifen bleibt dicht an der Hand).
- Das Gleiche im Laufen.
- Rückwärts gehen und den Reifen nebenher rollen, auf der re, li Seite.
- Im Kreis aufstellen: Den Reifen vor- und zurückschwingen, mit re und li Hand.
- Schwingen mit Handwechsel vorne, dann auch hinten.
- Vorschwingen und vorhoch werfen und wieder fangen, mit re und li.
- Mit re werfen und mit li fangen.

Partnerübungen: Jeder hat einen Reifen
- Einander zurollen, so schnell wie möglich.
- Einer rollt, der andere wirft (eventuell Abstand der Partner verringern; so fangen, dass der Schwung gleich als Ausholphase für den nächsten Wurf genutzt werden kann).

Partnerübungen: Einer hat beide Reifen
- Beide Reifen mit einer Hand gleichzeitig und parallel rollen.
- Mit jeder Hand einen Reifen gleichzeitig und parallel rollen.
- Einen Reifen rollen, den anderen gleichzeitig werfen.

Übung in der ganzen Gruppe: Jeder hat einen Reifen
- Reifen vor sich zwirbeln und einsteigen, sobald er beginnt, zu Boden zu fallen.
- Reifen zwirbeln und auf Kommando einen Reifen weiter nach re gehen und einsteigen.
- Abstand vergrößern nach re und li: In den 3., 4., ..., 7. Reifen steigen.
- Reifen zwirbeln und um alle Reifen herumlaufen: Kommt man an einen Reifen, der droht, hinzufallen, nachzwirbeln, sodass immer alle Reifen kreiseln.

Ausdauerphase: Reifen zur Seite legen! Je nach Leistungsvermögen z.B. zweimal sieben Minuten laufen mit einer Pause von etwa drei Minuten. Anschließend ruhiges Ausgehen mit einigen Lockerungsübungen.

Spielphase
- Reifenjagd: Rollende Reifen abwerfen (KOLB 1995)
  Zwei Mannschaften: Jeder Mitspieler der einen Mannschaft hat einen Reifen, jeder der anderen Mannschaft hat einen Ball.
  Durch zwei parallele Bänke wird eine breite Gasse gebildet. Außerhalb der Bänke verteilt sich die Mannschaft mit den Bällen. Die Mannschaft mit den Reifen stellt sich an den beiden Enden der Bankgasse auf und versucht, die Reifen durch die Gasse auf die andere Seite zu rollen, ohne dass die Reifen von der anderen Mannschaft abgeworfen werden. Wie viele Durchgänge benötigt die Ballmannschaft, um alle Reifen abzuwerfen?
  Wenn alle Reifen abgeworfen sind, wechseln die Mannschaften.
- Reifenwechsel (KOLB 1995)
  Jeder steht in seinem Reifen auf einer Kreislinie. Ein Mitspieler stellt sich mit einem Sandsäckchen in die Mitte des Kreises. Jeweils zwei Mitspieler sollen nun Augenkontakt aufnehmen, sich verständigen und dann im selben Augenblick ihre Plätze wechseln. Der Spieler in der Mitte versucht nun, sein Sandsäckchen in einen der vorübergehend unbesetzten Reifen zu werfen. Gelingt es ihm, dann wird er von dem Mitspieler abgelöst, der keinen freien Reifen erreicht hat.

Stundenausklang
- Gehen, die Reifen neben sich herrollen und zur Seite legen.
- Weitergehen, lockern, in die Luft boxen, vor und hinter dem Körper in die Hände klatschen.

VI Literaturverzeichnis

BRUSIS, O./WEBER, H. (1980): Handbuch der Koronarbetreuung – Wege der Patientenführung. Band 1 Erlangen.

BRUSIS, O./WEBER-FALKENSAMMER, H. (1999): Handbuch der Herzgruppen-Betreuung. – Wege der Patientenführung.

BUCHWALSKY, R. (1977): Auswirkungen eines körperlichen Trainings bei Gesunden und Kranken. – Vortragsreferate der Bielefelder Ärztlichen Fortbildungskurse.

GEIGER, E./GRINDLER, K. (1991): FIT + gesund in der 2. Lebenshälfte. – Schorndorf.

GEIGER, E./GRINDLER, K. (1994): FIT + gesund in der 2. Lebenshälfte – Band 2. – Schorndorf.

GROTKASTEN, S./KIENZERLE, H. (1995): Wirbelsäulengymnastik. – München.

HOLLMANN, W./HETTINGER, Th. (1980): Sportmedizin, Arbeits- und Trainingsgrundlagen. – Stuttgart, New York.

JUNG, K:/WOLLRING, U: (1986): Gymnastik als Therapie. – Aachen.

KEMPF, H.-D. (1995): Die Rückenschule. – Hamburg.

KOLB, M. (1995): Spiele für den Herz- und Altersport. – Aachen.

KOLB, M./HECKMANN, B. (2001): Mehr Spiele für den Herz- und Altersport. – Aachen.

de MARGÉES, H. (1980): Sportphysiologie, Medizin von heute. – Köln-Mühlheim.

MILZ, H. (1972): Fit durch Bewegung. – Wörrishofen.

MÜLLER, E. (1991): Du spürst unter deinen Füßen das Gras: Autogenes Training in Phantasie- und Märchenreisen, Vorlesegeschichten. – Frankfurt/Main.

NEUMANN/PFÜTZNER/BERBALK: Optimiertes Ausdauertraining. Aachen[3] 2001.

ROST, R. (1975): Kreislaufreaktion und -adaption unter körperlicher Belastung, dargestellt aus der Sicht der präventiven und rehabilitativen Kardiologie. – Köln: Habilitationsschrift.

ROST, R. (2001): Lehrbuch der Sportmedizin. – Köln.

SCHALLER, H.-J./WENZ, P. (2000): Bewegungskoordination, Erhaltung und Förderung in der Lebensmitte. – Aachen.

SÖLVEBORN, S.-A. (1983): Das Buch vom Stretching. – München.

VÖLKER, K./MADSEN, O./LAGERSTRÖM, D. (1983): Fit durch Schwimmen. – Erlangen.

WOLLRING, U.: (1982): Ambulante kardiale Rehabilitation unter besonderer Berücksichtigung der Gymnastik. – Münster: Dissertation.

Bildnachweis

Fotos: M. Bodmann u. M. Schmidt, Münster
Titelfotos: Michael von Fisenne, Fotoagentur, Aachen
Grafiken: I. Bähr, Bremen
Umschlaggestaltung: Jens Vogelsang, Aachen

Ein Leben

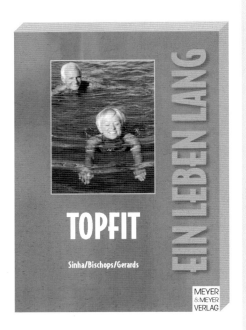

Ein Leben lang
Sinha, Bischops & Gerards

Topfit
Bewegung – Ernährung – Erholung

Für Sporteinsteiger, Senioren und Breitensportler wird schrittweise ein Trainingsplan entworfen, der eine Reihe leicht durchführbarer praktischer Übungen enthält. Auf die Risiken eines falschen Trainings wird hingewiesen und eine gesunde Lebensführung durch richtige Ernährung und ausreichende Erholungsphasen einbezogen.

168 Seiten
zweifarbig
127 Fotos, 54 Abb.
Paperback mit Fadenheftung
14,8 x 21 cm
ISBN 3-89124-956-X
€ 16,90 / SFr 29,00

lang...

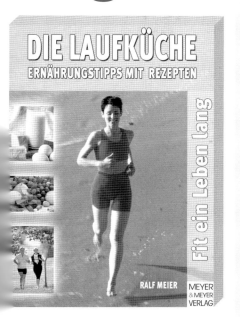

Fit ein Leben lang
Ralf Meier

Die Laufküche
Ernährungstipps mit Rezepten

Regelmäßige Bewegung hilft dabei, sich auch im Alter noch rundum wohl zu fühlen. Doch Bewegung ist nur die eine Seite der Medaille, die andere Seite heißt Ernährung. Brauchen Seniorensportler mehr Vitamine? Was tun, wenn im Alter der Appetit nachlässt? Wie viel und was sollten ältere Sportler trinken? Antworten auf diese und andere Fragen gibt der vorliegende Ratgeber in leicht verständlicher Form.

128 Seiten, in Farbe
46 Fotos
Paperback mit Fadenheftung
14,8 x 21 cm
ISBN 3-89899-090-7
€ 9,95/ SFr 17,50

...in Schwung

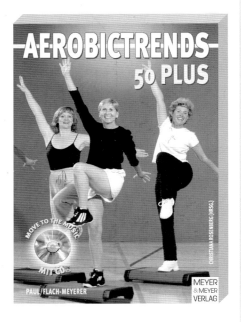

Move to the Music
Paul & Flach-Meyerer

Aerobic-Trends 50 plus
mit Musik-CD

In sehr verständlicher Form vermittelt das Buch Grundlagen eines Herz-Kreislauf-Trainings am Beispiel Aerobic, Step Aerobic und Line-Dancing, ergänzt durch Trends wie Tai-Chi-Aerobic und Salsa-Aerobic. Neben einem theoretischen Teil sowie Grundschritten und Grundmustern runden zahlreiche Fotos und eine Musik-CD das Buch ab.

2., überarbeitete Auflage
200 Seiten
in Farbe
140 Fotos, 21 Abb.
Broschur, 14,8 x 21 cm
ISBN 3-89899-073-7
€ 29,95 / SFr 49,90

MEYER & MEYER Verlag | Von-Coels-Straße 390 | D-52080 Aachen | Fax +49 (0)2 41-9 58 10-1